GOTTFRIED BREM UND GEORG STINGL (HRSG.)

DAS MELANOM – DER „SCHWARZE TOD" DER NEUZEIT

Symposium der Österreichischen Akademie der Wissenschaften (ÖAW)
am 20. Juli 2011 in Wien

T0133218

ACADEMIA SCIENTIARUM AUSTRIACA
Classis mathematica et historico-naturalis

ACTA ET COMMENTATIONES 1

ÖSTERREICHISCHE AKADEMIE DER WISSENSCHAFTEN
MATHEMATISCH-NATURWISSENSCHAFTLICHE KLASSE

Das Melanom – der „schwarze Tod" der Neuzeit

Symposium der Österreichischen Akademie
der Wissenschaften (ÖAW)
am 20. Juli 2011 in Wien

Wissenschaftliche Vorbereitung und Organisation:

Gottfried Brem und Georg Stingl

Mit 33 Abbildungen und 11 Tabellen

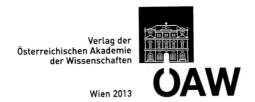

Verlag der
Österreichischen Akademie
der Wissenschaften

Wien 2013

Vorgelegt von w. M. Gottfried Brem in der Sitzung am 13. Juni 2013

Die Veranstaltung wurde unterstützt von der Christian Doppler Forschungsgesellschaft.

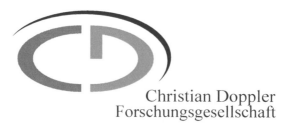

Christian Doppler
Forschungsgesellschaft

Umschlagbild:
Siehe Abb. 1 auf S. 29 (Beitrag MÜLLEGGER)

Diese Publikation wurde einem anonymen, internationalen
peer-review Verfahren unterzogen

This publication had been anonymously reviewed by international peers

Die verwendete Papiersorte ist aus chlorfrei gebleichtem Zellstoff hergestellt,
frei von säurebildenden Bestandteilen und alterungsbeständig.

ISBN 978-3-7001-7559-9

Copyright © 2013 by
Österreichische Akademie der Wissenschaften
Wien

Druck und Bindung: Prime Rate kft., Budapest

http://hw.oeaw.ac.at/7559-9
http://verlag.oeaw.ac.at

Inhalt

III. Therapie von Melanompatienten

Eröffnung des Christian Doppler Labors für Innovative Immuntherapie

Über das Symposium

Gottfried BREM, ML, kMÖAW (Wien)

Das maligne Melanom, wegen seiner überwiegend dunklen Färbung auch «schwarzer Hautkrebs» genannt, geht aus pigmentbildenden Zellen hervor und ist die bösartigste Form des Hautkrebses. 90 Prozent aller durch Hautkrebs verursachten Todesfälle gehen auf das Konto metastasierender Melanome. Weltweit kommt es pro Jahr zu etwa 160.000 Neuerkrankungen und zu über 40.000 Todesfällen. In Deutschland hat sich die Inzidenz zwischen 1980 und 2000 fast verdreifacht. Derzeit erkranken in Deutschland pro Jahr fast 8000 Frauen und 6000 Männer. Die Gesamtzahl der Todesfälle übersteigt 2000 pro Jahr. Es gibt erschreckende Schätzungen, die besagen, dass von 75 im Jahr 2000 geborenen hellhäutigen Menschen einer im Laufe seines Lebens irgendwann an einem Melanom leiden wird.

Hautkrebs ist, wegen seiner meist sichtbaren Entstehung auf der Körperoberfläche, prinzipiell früh diagnostizierbar. Wenn dies geschieht und bei der Excision des Primärtumors das gesamte veränderte Gewebe entfernt werden kann, ist die Prognose gut. Melanome beginnen aber relativ früh, Fernmetastasen in anderen Organen zu bilden. Eine Therapie, die das Überleben im metastasierenden Stadium zuverlässig über ein Jahr hinaus verlängert bzw. ein Langzeitüberleben ermöglicht, steht nicht zur Verfügung, so dass die Prognose in diesen Fällen - bis auf wenige Ausnahmen - infaust ist.

Nun gibt es erstmals Hoffnung, dass sich diese Situation durch eine T-Zell-basierte Immuntherapie ändern kann. Melanome sprechen als immunogene Tumoren weit besser als andere Tumoren auf Tumor-reaktive T-Zellen an. Dendritische Zellen können durch Präsentierung der Antigene über den Major Histocompatibility Complex (MHC) T-Zellen aktivieren und zur Proliferation anregen. Oberflächenantigene auf Melanomzellen können von T-Zellen erkannt und dann die Tumorzellen durch das Immunsystem zerstört werden. Leider bewirkt u.a. das zytotoxische T-Lymphozytenantigen 4 (CTLA-4) durch hoch affine Bindung an das B7 der T-Zelle eine Gegenregulation. Deshalb schien es attraktiv, die T-Zell-Antwort und die Generierung von spezifischen T-Lymphozyten durch CTLA-4-Antikörper zu verbessern. Vor einem Monat wurde von der Food and Drug Administration (FDA) ein CTLA-4-Antikörper zugelassen. Dieser Antikörper steigert das mediane Überleben um über 4 Monate und auch Langzeitüberleben einzelner Patienten wurde erreicht. Allerdings zeigten rund 10% der Patienten schwere Nebenwirkungen. Autoimmunphänomene und klinisch manifeste Autoimmunerkrankungen wurden beobachtet und außerdem 2% behandlungsbedingte Todesfälle registriert.

Als nächstes müssen deshalb andere Wege identifiziert und evaluiert werden, durch eine Tumorrestriktion der Aktivierung von T-Zellen die Nebenwirkungen der Behandlung zu reduzieren und die Zerstörung von Tumorzellen in Richtung einer tatsächlichen Heilung zu verbessern.

Ziel des Symposiums ist es, wissenschaftliche Daten und Untersuchungen zu diesen Themen aus dem Kreis der Akademien und darüber hinaus vorzustellen und in einer gemeinsamen Veranstaltung Chancen und Risiken aufzuzeigen. Diskutiert werden sollen vor allem neue Erkenntnisse zur Metastasierung von Melanomen und die aktuelle Entwicklung der Immuntherapie von metastasierenden Formen des Melanoms.

Das Symposium richtet sich nicht vorrangig an die Wissenschaftler der beteiligten Disziplinen, sondern soll einer interessierten akademischen Öffentlichkeit und Studierenden die Möglichkeit geben, sich mit der Thematik vertraut zu machen und sich eine faktenorientierte Meinung bilden zu können.

O.Univ. Prof. DI Dr. Dr. habil. Drs.h.c. Gottfried Brem

Christian Doppler Labor für innovative Immuntherapie
Veterinärmedizinische Universität
Veterinärplatz 1
A-1210 Wien
Österreich
Tel.: +43 (0) 1/25077-5600
Fax: +43 (0) 1/25077-5690
e-Mail: gottfried.brem@vetmeduni.ac.at

Vorwort

Georg STINGL, ML, wM ÖAW (Wien)

Bei kaum einer anderen Krebsform wechseln sich gute und schlechte Nachrichten so häufig ab wie beim Melanom.

Beginnen wir mit den schlechten:

(i)   trotz deutlich verbesserter Aufklärung über den melanomogenen Effekt akuter UV-Überdosierung beim schweren Sonnenbrand und in den Solarien sowie, als Folge, einem vernünftigeren Umgang mit der Sonnenbestrahlung nimmt die Melanominzidenz weiter zu;

(ii)   obwohl beim Melanom im Allgemeinen eine gute inverse Korrelation zwischen Tumordicke und Prognose besteht, kommt es auch bei sehr dünnen Primärtumoren gelegentlich zur Metastasierung;

(iii)   Melanome sind wenig strahlensensibel und zeigen auf konventionelle Chemotherapie nur ein bescheidenes Ansprechen.

Es gibt aber auch Ermutigendes zu berichten:

(i)   keine andere Krebsgeschwulst zeigt dermaßen häufig Zeichen der Spontanregression - leider nur selten komplett - wie das Melanom. Das bedeutet, dass unter bestimmten Bedingungen, die es zu entschlüsseln gilt, dass das Immunsystem beim Melanom zum Aufbau einer Tumorzell-abtötenden, protektiven Antwort befähigt ist;

(ii)   wir verstehen zunehmend die molekulargenetischen Mechanismen der Melanomogenese. Dies ermöglicht es uns, mit den im Tumor dysregulierten Signaltransduktionswegen zu interferieren und bei bestimmten Patienten (personalisierte Medizin) zumindest temporär Tumorrückbildungen zu induzieren.

Irgendwie erinnert der gegenwärtige Stand der Therapie des metastasierten Melanoms an die Behandlung von AIDS-Patienten in den 1980er Jahren. Durch intensive forscherische Anstrengungen war es nur wenige Jahre nach Ausbruch von AIDS gelungen, den Erreger dieser Pandemie zu identifizieren und, bald danach, auch seine Bausteine strukturell und funktionell zu charakterisieren. Etwa zu Mitte der 1980er Jahre kamen die ersten antiretroviralen Medikamente zum Einsatz, die alle nur gegen eine Zielstruktur, nämlich die reverse Transkriptase, gerichtet waren. Dadurch ließ sich vorübergehend die Virusreplikation unterdrücken, es kam jedoch bald zu Escape-Mutanten und damit zur Resistenz. Ähnlich verhält es sich beim Melanom, wo wir auch nach dem erfolgreichen Einsatz von Inhibitoren des mutierten B-RAF Proteins bald einen Tumor-Escape erleben. Die erfolgreiche, d.h. langfristige Bekämpfung der HIV-Infektion war erst ab dem Zeitpunkt möglich, als es gelang, das Virus quasi in einen Zangenangriff zu nehmen und durch die gleichzeitige Blockade verschiedener viraler Strukturen (z.b. reverse Transkriptase, Integrase und Proteinase sowie virale Bindungsrezeptoren) lahm zu legen.

Ich erhoffe und erwarte mir eine analoge Entwicklung in Bezug auf die Therapierbarkeit des metastasierten Melanoms. Die dabei einzuschlagenden Wege aufzuzeigen, ist eine der wichtigsten Aufgaben dieses Symposiums.

Univ. Prof. Dr. Dr. h.c. Georg Stingl M.D
Universitaetsklinik fuer Dermatologie
Klinische Abteilung fuer Immundermatologie und infektioese Hautkrankheiten
Medizinische Universität Wien, Allgemeines Krankenhaus
Währinger Gürtel 18-20
A-1090 Wien
Österreich
Tel.: +43 1 404007705
Fax: +43 1 404007574
e-mail: georg.stingl@meduniwien.ac.at

Eröffnung

Gottfried BREM, ML, kMÖAW (Wien)

Ihnen allen ein herzliches Grüß Gott. Ich freue mich, dass so Viele zu unserem kleinen aber feinen Symposium gekommen sind und hoffe, dass Sie am Ende Ihre Erwartungen erfüllt sehen werden. Es ist schön, dass wir ein so großes Auditorium haben und ich bin insbesondere dankbar für die große Anzahl an Studierenden, die trotz Semesterferien heute teilnehmen. Seien Sie alle herzlich willkommen.

Anlass des Symposiums ist ja die offizielle Eröffnung des Christian Doppler Labors für innovative Immuntherapie (CDIIT) hier an der Veterinärmedizinischen Universität Wien. Was aus dem Namen des Labors nicht expressis verbis hervorgeht ist, dass sich die Arbeiten des Labors auf das Melanom - und auch bestimmte Formen des Glioblastoms - richten. Deshalb wollen wir uns heute, quasi als Einstimmung und Start, einen gemeinsamen Überblick zum Stand bei Auftreten, Ursachen, Diagnostik und Therapie von Melanomen verschaffen und, weil wir ja hier an einer Veterinärmedizinischen Bildungsstätte sind, eine eigene Sitzung über Melanome bei Tieren und im Tiermodell abhalten.

Wir leben in spannenden Zeiten. Mit dem Termin für unser Melanom-Symposium fallen wir in eine Zeit, in der sich nach Jahrzehnten der Stagnation ein gewisser Wendepunkt für eine erfolgreiche Behandlung metastasierender Formen des Melanoms abzeichnet.

Doch bevor wir dazu kommen, noch eine kurze Anmerkung zum Symposium selbst und seiner Ankündigung. Die Formulierung „der schwarze Tod der Neuzeit" mag mitunter etwas irritiert haben. Ich bekenne, dass ich ein gewisses Faible für etwas aus der Reihe fallende Themenformulierungen habe und der Versuchung dieses Wortspiels nicht widerstehen konnte. Darum bin ich Ihnen auch schuldig, Zusammenhang und Gegensatz im Titel kurz zu reflektieren.

Keine Sorge, auf parteipolitische Anspielungen werde ich verzichten. Wir sind ja im roten Wien und nicht im schwarzen Bayern, das übrigens mit München auch eine rot geführte Landeshauptstadt mit einem in der Wolle gefärbten roten Oberbürgermeister hat. In Bayern also hätte ich mir wohl nicht verkniffen, etwas unpassend Passendes zur politischen Schwarz-Landschaft und ihren Turbulenzen zu sagen.

Das Verbindende zwischen der Pest des Mittelalters - und die wird mit dem schwarzen Tod ja allenthalben apostrophiert - und dem Melanom der Neuzeit ist die Farbe „Schwarz" bzw. das Adjektiv „schwarz". Dies ist notabene inhaltlich keineswegs so verbindend, wie es im ersten Moment scheint. Beim schwarzen Tod des Mittelalters ist ein farblicher Zusammenhang nicht zwingend gegeben. Die Pest führt bei der Pestsepsis durch Einblutungen in die Haut dann allerdings auch zu den die Bezeichnung stützenden schwarzen Hautveränderungen. Wenn Sie da trotzdem etwas Unsicherheit heraus hören, dann liegt das daran, dass bis vor kurzem nicht mehr als sicher gilt, dass tatsächlich das Bakterium Yersinia pestis Ursache dieser verheerenden Seuche war. Auch andere Krankheitserreger, etwa Milchbrand oder Ebola-artige Viren waren zu der zweifelhaften Ehre gekommen, vielleicht Auslöser dieser Heimsuchung gewesen zu sein. Dann hätte also das Bakterium, das die gleichnamige Seuche ja im Namen führt, seinen Namen von der Seuche bekommen und nicht die Seuche vom Bakterium. Mittlerweile ist aber durch Untersuchungen von Seuchenopfern aus sog. Pestfriedhöfen bestätigt, dass alle Pestausbrüche auf dieselbe Variante von Yersinia pestis zurückzuführen waren. Dies überraschte vor allem deshalb, weil das Pestbakterium unserer Tage viel harmloser ist.

Das Bakterium kam mit dem Schiff in Messina/Europa an. Was wir nachlesen können ist, dass der Begriff „schwarzer Tod" im Mittelalter noch gar nicht verwendet wurde. Als die Pest-Pandemie allein in Europa 25 Millionen Todesopfer forderte und damit in den Jahren 1347 bis 1353, also innerhalb von sechs Jahren, ein Drittel der damaligen Bevölkerung hinwegraffte, sprach man vom großen Sterben oder der großen Pestilenz. Das aber leitet sich vom lateinischen Begriff *pestilentia* ab und der bedeutet nichts anderes als „Seuche" oder „ansteckende Krankheit". Die Ursache dieser Pestilenz war nicht bekannt, sie wurde als Strafgericht Gottes verstanden, in ihrer Hilflosigkeit machten Menschen üble Gerüche oder die Juden als Brunnenvergifter dafür verantwortlich. Dass der Rattenfloh die Infektion weitertrug, weiß man erst seit etwa einem Jahrhundert.

Vom „schwarzen" Tod schrieben erst Chronisten im 16. Jahrhundert. Und dies hatte primär nichts mit der Farbe schwarz zu tun, sondern charakterisierte Schrecken und Panik, die diese Seuche ausgelöst hatten. Gerade weil die Ursachen der Seuche unverstanden waren, wurde sie als so schrecklich und furchtbar empfunden, dass die Farbe schwarz als Synonym dafür herhalten musste. Weithin bekannt machte den Begriff des schwarzen Todes dann der deutsche Arzt und Medizinhistoriker Justus Hecker, der Begründer der Historischen Pathologie und Seuchengeschichte. Er publizierte 1832 unter dem Eindruck einer Choleraepidemie den Beitrag „*Der schwarze Tod im 14. Jahrhundert*". In der englischen Übersetzung wurde daraus „Black death" und so war der Begriff geboren.

Das Verbindende zwischen der Pest des Mittelalters - und die wird mit dem schwarzen Tod ja allenthalben apostrophiert - und dem Melanom der Neuzeit ist die Farbe „Schwarz" bzw. der Ausdruck „schwarz". Dies ist notabene inhaltlich keineswegs so verbindend, wie es im ersten Moment scheint. Beim schwarzen Tod des Mittelalters ist ein farblicher Zusammenhang nicht zwingend gegeben. Aber die Pest führt bei der Pestsepsis durch Einblutungen in die Haut dann auch zu den die Bezeichnung stützenden schwarzen Hautveränderungen. Wenn Sie da trotzdem etwas Unsicherheit heraus hören, dann liegt das daran, dass bis heutzutage mitunter nicht mehr als sicher galt, dass tatsächlich das Bakterium Yersinia pestis Ursache dieser verheerenden Seuche war. Mittlerweile sind auch andere Krankheitserreger zur zweifelhaften Ehre gekommen, Auslöser dieser Heimsuchung gewesen zu sein. Vielleicht hat also das Bakterium, das die gleichnamige Seuche ja im Namen führt, seinen Namen von der Seuche bekommen und nicht die Seuche vom Bakterium.

Was wir aber nachlesen können ist, dass der Begriff „schwarzer Tod" im Mittelalter noch gar nicht verwendet wurde. Als die Pest-Pandemie allein in Europa 25 Millionen Todesopfer forderte und damit in den Jahren 1347 bis 1353, also innerhalb von sechs Jahren, ein Drittel der damaligen Bevölkerung hinwegraffte, sprach man vom großen Sterben oder der großen Pestilenz. Das aber leitet sich vom lateinischen Begriff *pestilentia* ab und der bedeutet nichts anderes als „Seuche" oder „ansteckende Krankheit". Die Ursache dieser Pestilenz war nicht bekannt, sie wurde als Strafgericht Gottes verstanden.

Vom „schwarzen" Tod schrieben erst Chronisten im 16. Jahrhundert. Und dies hatte primär nicht mit der Farbe schwarz zu tun, sondern charakterisierte Schrecken und Panik, die diese Seuche ausgelöst hatten. Gerade weil die Ursachen der Seuche unverstanden waren, wurde sie als so schrecklich und furchtbar empfunden, dass die Farbe schwarz als Synonym dafür herhalten musste. Weithin bekannt machte den Begriff des schwarzen Todes dann der deutsche Arzt und Medizinhistoriker Justus Hecker, der Begründer der Historischen Pathologie und Seuchengeschichte. Er publizierte 1832 unter dem Eindruck einer Choleraepidemie den Beitrag „Der schwarze Tod im 14. Jahrhundert". In der englischen Übersetzung wurde daraus „Black death" und so war der Begriff fixiert.

Schwarz, im physikalischen Sinn als Abwesenheit von Licht jeglicher Wellenlänge definiert, ist im eigentlichen Sinn keine Farbe, sondern die Abwesenheit von Farbe. Landläufig gilt schwarz aber als dunkelste aller Farben. Schwarz steht symbolisch für Okkultes, für Einsamkeit, Leere, Tod und Trauer. Der Brauch der schwarzen Trauerkleidung geht allerdings auf den Glauben zurück, Geister könnten schwarz nicht sehen und so würden die Geister Verstorbener von den Angehörigen ablenkt werden. Da schwarz auch Ausdruck für besondere Bedrücktheit ist, wurde der „Schwarze Tod" zum Synonym für die Pest.

Nun aber von der Pest zum Krebs. Zufälligerweise findet unser Symposium kalendarisch gerade noch im Tierkreiszeichen Krebs, das vom 22. Juni bis zum 22. Juli dauert, statt. Sucht man nach den Wurzeln für den Ursprung des Begriffes

Krebs wird man vor 2400 Jahren bei Hippokrates fündig. Der Vater der wissenschaftlich begründeten Medizin verwendete das griechische Wort „karkinos" - also Krebs - zur Bezeichnung von oberflächlich feststellbaren infiltrierenden Geschwülsten wie Brustgeschwüren - und vielleicht auch für fortgeschrittenen Hautkrebs. Krebs nannte er das, weil ihn die den Tumor umgebenden Venen optisch an die den Seiten eines Krebses anliegenden Beine erinnerten.

Den ersten nachgewiesenen chirurgischen Eingriff bei einem metastasierenden Melanom der Neuzeit führte übrigens der Begründer der chirurgischen Onkologie, der Brite John Hunter, im Jahr 1787 durch.

Melanome sind natürlich keine Seuche wie die Pest, aber in ihrer finalen Form eben auch eine quasi „todsichere" Krankheit. Hinsichtlich der populationsweiten Erkrankungsgefahr ist das Melanom erfreulicherweise weit von der damaligen Erkrankungsgefahr für die Pest entfernt. Hinsichtlich der Lebensgefahr bzw. Todesgefahr gilt bei fortgeschrittenen Stadien aber Vergleichbares wie bei der Pest.

Und das ist es, was Menschen früher bei der Pest so erschreckt hat und beim Melanom heute so erschreckt. Es ist das Gefühl der „Unausweichlichkeit" das den Menschen so zusetzt, das panische Angst auslöst bzw. auslösen kann und das Leben lähmt. Wir alle wissen: Nichts ist letztendlich unausweichlicher als der Tod, aber das erschreckt uns im täglichen Leben wenig. Anders sieht es aus, wenn man den Tod sozusagen vor Augen hat, wenn zur grundsätzlichen Unausweichlichkeit des Todes die zeitliche Unmittelbarkeit der Unausweichlichkeit kommt. Deshalb war die Pest so gefürchtet und das befördert heutzutage die Dramatik von Krebserkrankungen.

„Killer Nummer 1" in unserer Zeit sind Herz-Kreislauferkrankungen, Schreckensweltmeister aber ist das zweitplazierte Risiko, das an Krebs zu erkranken und daran zu sterben, zumindest bekommt man das häufig zu hören.

Herz-Kreislauf-Attacken treten häufig so überfallartig auf, dass keine Zeit bleibt, über das zu Ende gehende Leben nachzudenken und den bevorstehenden Tod zu reflektieren. Im Gegensatz dazu liegt die Dramatik vieler Krebserkrankungen genau darin, Zeit zu haben, sich das zu erwartende Siechtum, die Folgen von schmerzhaften Eingriffen und den nahenden Tod vorzustellen.

Diese akute Bedrohung der körperlichen Unversehrtheit und des Lebens hinterlässt immer Spuren. Angst, Niedergeschlagenheit und Verzweiflung ergreifen neben den Betroffenen auch die Angehörigen und Freunde und resultieren in vielfältigen emotionalen und seelischen Erschütterungen. Und auch dann, wenn Krankheitsverläufe Hoffnung entstehen lassen, bleiben individuell massive Beeinträchtigungen der Lebensfreude und Handlungsfähigkeit, die Auswirkungen auf das familiäre und soziale Umfeld haben. Dies gilt verstärkt dann, wenn es in Phasen des Abwartens zu Rezidiven oder unerwarteten Verschlechterungen kommt.

Dass Angst tatsächlich - nicht nur im Sinne von Hypochondrie - krank machen kann, wurde kürzlich in einer norwegischen Studie gezeigt. Patienten mit hohen Angst-Scores wiesen z.b. bei Melanomen mit einer 25% höheren Wahrscheinlichkeit prämaligne Veränderungen auf. Die Angst vor metastasierenden Melanomen ist mehr als berechtigt. Dieser Tumor ist sehr aggressiv und lange Zeit betrug die mediane Überlebenszeit gerade mal 8 Monate. Auf die gängige Behandlung mit hohen Dosen von Interleukin-2 oder Dacarbazin reagieren nur wenige Behandelte.

Seit letztem Jahr zeichnet sich ein anderer Behandlungsweg ab. Ausgangspunkt war die Entdeckung, dass etwa die Hälfte der Melanompatienten eine Mutation im MAP Kinase Signalübertragungsweg aufweist, die zu einer konstitutiven Aktivierung von B-RAF führt. Diese Aktivierung von B-RAF wiederum resultiert in einer Beschleunigung des Tumorwachstums. Insofern war es nahe liegend, zu versuchen, durch Inhibierung des mutierten B-RAFs das Tumorwachstum spezifisch zu blockieren. Oral applizierbare Substanzen wie PLX 4032 und PLX 4720 wurden getestet und bei 90% aller behandelten Patienten, bei denen sich die Mutation fand, kam es zu einer Dosis abhängigen Inhibierung und auch Regression des Tumorwachstums bei gleichzeitig geringen Nebenwirkungen. Der Wermutstropfen ist, dass die Wirkung nicht stabil ist: einige Monate nach der ersten Applikation entwickeln Melanomzellen Resistenzen gegen die Droge. Derzeit wird versucht, Mittel und Wege gegen dieses Phänomen zu entwickeln.

Es gibt eine weitere Hoffnung, dass sich die Situation bei der Therapie von Melanomen ändert. Heute Nachmittag werden Sie in der dritten Sitzung vom Kollegen Stingl über immuntherapeutische Ansätze und vom Kollegen Höller über molekular gezielte Therapien Spannendes und Hoffnung Spendendes zu hören bekommen. Nur so viel vorweg: Melanome sprechen als immunogene Tumore weit besser auf Tumor-reaktive T-Zellen an als andere Tumore. Dendritische Zellen können durch Präsentierung der Antigene über den MH Complex T-Zellen aktivieren und zur Proliferation anregen. Oberflächenantigene auf Melanomzellen können von T-Zellen erkannt und dann die Tumorzellen durch das Immunsystem zerstört werden. Leider bewirkt u.a. das zytotoxische T-Lymphozytenantigen 4 (CTLA-4) durch hoch affine Bindung an das B7 der T-Zelle eine Gegenregulation. Deshalb schien es attraktiv, die T-Zell-Antwort und Generierung von spezifischen T-Lymphozyten durch Verabreichung von CTLA-4-Antikörpern zu verbessern.

Am 25. März diesen Jahres hat die Food and Drug Administration (FDA) in den USA den monoklonalen CTLA-4-Antikörper Ipilimumab, zugelassen (Abb. 1). Welche Bedeutung von Seiten der Pharmaindustrie diesem neuen Wirkstoff zugetraut wird, läßt sich am Umfang des in Frage kommenden weltweiten Marktvolumens von 3 Milliarden Dollar pro Jahr ablesen.

Dieser Antikörper steigert das mediane Überleben um über vier Monate und auch Langzeitüberleben einzelner Patienten wurde erreicht. Das Arzneimittel ist somit das erste, das in der Klinik zu einer Erhöhung der Lebenserwartung von

Patienten mit dieser Indikation führte, auch wenn in den bisherigen Versuchen je nach Studie nur 10 bis 30% der Patienten einen Vorteil aus der Behandlung zogen. Allerdings zeigten über 10% der Behandelten schwere Nebenwirkungen. Autoimmunphänomene und klinisch manifeste Autoimmunerkrankungen wurden beobachtet und in den USA außerdem 2% behandlungsbedingte Todesfälle registriert.

Betrachtet man die durchaus erfreulichen Behandlungserfolge und -aussichten jedoch unter dem Gesichtspunkt der Gesundheitsökonomie, drängt sich die ernüchternde Erkenntnis auf, dass die Verbesserung der Überlebenschancen eines Patienten, der das Glück hat, dass ihm diese Behandlung hilft, letztendlich in Summe etwa 1 Million US$ kostet, weil dazu 10 Patienten behandelt werden müssen. Für B-RAF kann man grundsätzlich eine vergleichbare Rechnung aufmachen. Auch daraus ergibt sich, dass eine Alternative dringend notwendig ist.

Im CD-Labor wollen wir versuchen herauszufinden, wie Kollege Grosse-Hovest, mit dem ich seit über 12 Jahren zusammenarbeite, erläutern wird, inwieweit sich durch Aktivierung von körpereigenen T-Zellen mittels bispezifischer Antikörper eine Reduktion oder gar Entfernung von Metastasen erreichen lässt, und inwie-weit die von uns prognostizierte gute Tumorrestriktion der T-Zellaktivierung Nebenwirkungen reduzieren bzw. beherrschbar machen kann. Sollte beides gelingen, könnte dieser Weg über eine Lebenszeitver-längerung hinaus ein wichtiger Schritt in Richtung einer echten Therapie - sprich tatsächlichen Heilung - sein.

Ich möchte schliessen mit einem Bild, das sich Bezug nehmend auf die Sitzung zwei, in der wir über Tiermodelle hören werden, anbietet. Lipizzaner, die wir alle als Schimmel kennen, werden schwarz geboren und dann im Laufe ihres Lebens weiß. Dass dieser Vorgang, wie wir heute wissen, eine Art Ergrauen ist, soll uns dabei nicht stören. Halten wir uns lieber daran, dass auch natürlicherweise aus schwarz ein sehr schönes weiß werden kann und lassen sie uns das als Bild nehmen, nicht schwarz zu sehen für die Zukunft des Kampfes gegen diese Geißel der Menschheit.

Besten Dank für Ihre Aufmerksamkeit!

O.Univ. Prof. DI Dr. Dr. habil. Drs.h.c. Gottfried Brem
Christian Doppler Labor für innovative Immuntherapie
Veterinärmedizinische Universität
Veterinärplatz 1
A-1210 Wien
Österreich
Tel.: +43 (0) 1/25077-5600
Fax: +43 (0) 1/25077-5690
e-Mail: gottfried.brem@vetmeduni.ac.at

I. Auftreten, Ursachen und Diagnostik des Melanoms beim Menschen

Pathogenetische Faktoren für die Melanomentstehung beim Menschen

Franz TRAUTINGER (St. Pölten)

Mit 2 Tabellen

Zusammenfassung

Parallel zur seit Jahrzehnten weltweit zu beobachtenden Zunahme der Häufigkeit des Melanoms hat die biomedizinische Forschung besondere Anstrengungen unternommen, pathogenetische Faktoren für die Melanomentstehung aufzudecken und wirksame Strategien zur Prophylaxe, Früherkennung und Therapie zu entwickeln.

Als wesentlicher Umweltfaktor, der zur Melanomentstehung beiträgt, wurde die ultraviolette Strahlung der Sonne und künstlicher Lichtquellen (vor allem Solarien, die zur kosmetischen Bräunung verwendet werden) identifiziert. Die photobiologischen Mechanismen der Melanomentstehung beim Menschen sind allerdings nicht genau bekannt.

Neben der UV-Exposition bestimmen individuelle phäno- und genotypische Faktoren das Melanomrisiko. Phänotypische Risikofaktoren sind ein heller Hauttyp, zahlreiche Muttermale und Melanome in der persönlichen oder familiären Anamnese. Als genetische Grundlage wurden Mutationen und Polymorphismen entdeckt, die vor allem Gene betreffen, die die Pigmentierung regulieren. Unmittelbar mit der Melanomentstehung verbunden sind somatische Mutationen, z.B. die in ungefähr 50% der Melanome vorhandene V600 Mutation im Gen für die Serin-/Threoninkinase B-raf, einem wichtigen Regulator von Zellwachstum und -differenzierung.

Die beschriebenen Erkenntnisse haben einerseits zu verbesserten Prophylaxemaßnahmen geführt (z.B. Solarienverbot für Minderjährige) und andererseits erstmals die Entwicklung wirksamer Therapien (z.B. oral verfügbare Inhibitoren von B-raf) zur Behandlung fortgeschrittener Melanome ermöglicht. Zukünftige epidemiologische Studien werden zeigen, ob dadurch die weltweite Melanomepidemie gestoppt und eine Trendumkehr bei Inzidenz und Mortalität erreicht werden kann.

Abstract

Over the last decades the incidence of melanoma has shown a world-wide continuous and steady increase. At the same time biomedical research has increased its efforts to elucidate the pathogentic mechanisms that lead to melanoma formation with the aim to develop new and improved strategies for prevention, early detection, and treatment.

Ultraviolet radiation from the sun and from artificial sources (mainly tanning beds for recreational use) has been identified as the main environmental factor contributing to the development of melanoma. In spite of this clear association the photobiological mechanisms of UV-induced melanoma formation in humans are still unknown.

In addition to UV-exposure individual phenotypic and genotypic characteristics contribute to the individual melanoma risk. Light complexion, freckles, a high number of nevi, and an individual and familial history of melanoma are associated with an increased risk for melanoma. Genetically these traits are mainly associated with genes that regulate skin color. Furthermore, many melanomas show characteristic acquired oncogenic mutations e.g. the V600 mutation in the BRAF gene that is found in about 50% of all melanomas and leads to the constitutive activation of the MAPK signalling pathway.

These and other findings have already resulted in improvements in melanoma prophylaxis (e.g. through a legal ban of tanning bed use for minors) and at the same time in the development of targeted therapies (e.g. orally available inhibitors of B-raf) with documented clinical efficacy in advanced disease. Future studies will show whether these developements will enable us to halt the world-wide melanoma epidemic and lead to a reduction in incidence and mortality.

Einleitung

Sowohl genetische als auch Einflüsse aus der Umwelt spielen bei der Melanomentstehung eine Rolle und in den folgenden Absätzen soll ein kurzer Überblick über die wichtigsten dieser Faktoren gegeben werden. Der Artikel und das Literaturverzeichnis erheben keinen Anspruch auf Vollständigkeit, sondern stellen eine willkürliche Auswahl des Autors dar, wobei besonders auf aktuelle oder klinisch relevante Daten Bezug genommen werden soll.

Ultraviolette Strahlung

Obwohl es offensichtlich ist, dass nicht alle Melanome mit der Einwirkung von ultravioletter Strahlung (UV) zusammenhängen (z.B. Melanome der Schleimhäute, Handflächen und Fußsohlen), gibt es ausreichende und überzeugende Evidenz, dass UV ein wesentlicher (und derzeit der einzig nachgewiesene) Umweltfaktor ist, der zur Melanomentstehung beiträgt (PAEK et al. 2008). Epidemiologische Studien haben gezeigt, dass vor allem die sogenannte intermittierende Exposition (i.e. kurzfristige, intensive, oft wiederholte Sonneneinstrahlung zum Beispiel während des Urlaubs) in der Kindheit und Adoleszenz mit einem erhöhten Melanomrisiko in Verbindung gebracht werden kann. Die anamnestische Angabe von nur einem schweren Sonnenbrand in der Kindheit führt zu einem mehr als zweifach erhöhten Melanomrisiko und auch für Sonnenbrände bei Erwachsenen wurde ein assoziiertes Melanomrisiko nachgewiesen. Migrationsstudien haben gezeigt, dass vor allem Aufenthalt in sonnenreichen Regionen in der Kindheit mit einem erhöhten Melanomrisiko assoziiert ist. Oft lässt sich - zumindest für die hellhäutige, sogenannte kaukasische - Bevölkerung eine Breitengradient nachweisen, wobei die Häufigkeit des Melanoms mit der Nähe zum Äquator steigt. Für Menschen mit dunkler Hautfarbe oder starker Pigmentierungsfähigkeit lässt sich dieser Gradient nicht nachweisen. Anatomisch findet man bei jüngeren Menschen ein gehäuftes Auftreten von Melanomen an Körperregionen, die besonders intermittierender UV-Belastung ausgesetzt sind (vor allem am oberen Rücken bei Männern). Bei älteren Menschen sind es vor allem chronisch lichtexponierte Areale des Kopfes, die vom sogenannten Lentigo maligna Melanom betroffen sind (ELWOOD et al. 1998; NIJSTEN et al. 2005).

Zusätzlich zur natürlichen Strahlung der Sonne wird die Haut in wechselndem Ausmaß mit UV aus künstlichen Quellen belastet. Zu diesen Quellen gehören UV-Lampen, die in der Photomedizin zur Therapie verschiedener Hauterkrankungen (in erster Linie der Psoriasis) verwendet werden, und Solarien, die aus kosmetischen Gründen aufgesucht werden. In einer prospektiven Kohortenstudie zur Photochemotherapie der Psoriasis kam es bei 23 von 1380 Patienten zum Auftreten von insgesamt 26 Melanomen in einem Beobachtungszeitraum von 25 Jahren, ein Risiko, das mit der Zahl der therapeutischen UV-Expositionen assoziiert war (STERN 2001). Zum Einfluss von Solarien auf die Melanomentstehung gibt es mehrere Studien, die ein erhöhtes Risiko nachweisen, das mit der Expositionshäufigkeit steigt und besonders hoch für jugendliche Benützer ist (The IARC Working Group on artificial ultraviolet light and skin cancer 2007). Solarien wurden aufgrund dieser Daten von der International Agency for Research on Cancer (IARC) als Karzinogen eingestuft (EL GHISSASSI et al. 2009). In Österreich wurde daraufhin ab September 2010 die Benützung von Solarien für Jugendliche unter 18 Jahren gesetzlich untersagt.

Experimentelle Forschung über die Mechanismen der Melanomentstehung durch UV wird durch das Fehlen geeigneter Modelle beeinträchtigt. Zwei Tiermodelle sollen dennoch hervorgehoben werden, da sie in den letzten Jahren geholfen haben, das Verständnis molekularer Vorgänge beim Melanom zu verbessern. Bei Fischen der Art Xiphophorus (Schwertträger) konnte gezeigt werden, dass sowohl UVB (Wellenlänge 280 - 325 nm) als auch UVA (325 - 400 nm) zur Entstehung von Melanomen führt und effiziente Nukleotid Excisionsreparatur (NER), die auch beim Menschen einen wichtigen Reparaturmechanismus für UV-induzierten DNA-Schäden darstellt, schützen kann (Setlow et al. 1993; Bennett 2008). Bei Xeroderma pigmentosum, einer humanen Erkrankungsgruppe mit hereditären Defekten der DNA-Reparatur, kommt es frühzeitig zum Auftreten zahlreicher UV-induzierter Hauttumore, darunter auch häufig Melanome, mit aggressivem Verlauf. Bei Mäusen können nur nach genetischen Manipulationen reproduzierbar Melanome ausgelöst werden. Transgene Mäuse, deren Melanozyten Hepatocyte Growth Factor (HGF) überexprimieren, entwickeln regelmäßig Melanome, wenn sie in der Neonatalperiode mit UVB bestrahlt werden (NOONAN et al. 2001; DE FABO et al. 2004). Spätere Exposition und UVA haben keinen Effekt. Durch diese und andere Modelle lässt sich die Bedeutung von UV als Auslöser von Melanomen auch im

Labor reproduzieren. Direkte Rückschlüsse auf die Situation beim Menschen sind jedoch aufgrund der unterschiedlichen Biologie der Modelle eingeschränkt.

Immunologische Aspekte

Transplantationen solider Organe mit nachfolgender immunsuppressiver Therapie werden in der Medizin mit zunehmender Häufigkeit durchgeführt und bilden einen generellen Risikofaktor für die Entstehung von Krebserkrankungen. Der häufigste Tumor nach Organtransplantation ist das Plattenepithelkarzinom der Haut mit einem bis zu 65-fach erhöhten Risiko (O'REILLY ZWALD et al. 2011). Interessanterweise wird für das Melanom lediglich eine 2-5-fache Risikoerhöhung beschrieben, wobei die Krankheit, wenn sie unter Immunsuppression auftritt, aggressiver verläuft (BREWER et al. 2011). Bei Auftreten vor Transplantation ist kein erhöhtes Risiko für Rezidive oder Metastasierung beschreiben.

Weitere Hinweise auf die Rolle des Immunsystems beim Melanom kommen aus aktuellen Untersuchungen zu CTLA-4 als therapeutischem Ziel (LIPSON et al. 2011). CTLA-4 ist ein Oberflächenmolekül aktivierter T-Zellen, das nach Bindung an B7 (CD80, CD86) die T-Zell Anwort im Sinne eines negativen Feedback physiologisch unterdrückt. Tierexperimentelle Daten und Ergebnisse klinischer Studien haben gezeigt, dass die Blockade von CTLA-4 mittels spezifischer monoklonaler Antikörper zu einer Verstärkung der Immunantwort gegen etablierte Tumore und zu Abstoßungsreaktionen und Tumorregression führen kann. Ipilimumab, ein humaner anti-CTLA-4 Antikörper, der auf Basis dieser Erkenntnisse für die Behandlung des metastasierenden Melanoms entwickelt wurde, kann bei 10 - 15% der Patienten zu teilweise lange anhaltenden Remissionen führen.

Phänotyp und Genotyp

Hinsichtlich Hautfarbe, Fähigkeit zur Pigmentierung nach UV-Exposition, Haarfarbe, Augenfarbe, und Anfälligkeit für Sonnenbrände bestehen große interindividuelle Unterschiede, die von FITZPATRICK in einem einfachen System in sechs sogenannte „Skin Phototypes" eingeteilt wurden (Tab. 1) (ASTNER et al. 2004). In zahlreichen Studien aus unterschiedlichsten geographischen Regionen konnte nachgewiesen werden, dass diese phänotypischen Eigenschaften mit dem Melanomrisiko assoziiert sind. Rote oder blonde Haare, blaue Augen, helle Hautfarbe und Sommersprossen sind unabhängige Risikofaktoren für die Entwicklung eines Melanoms (BLISS et al. 1995; NIJSTEN et al. 2005). Ein zusätzlicher Faktor, der nur zum Teil genetisch determiniert, zum Teil auch von der kindlichen UV-Exposition abhängt, ist die Zahl der Muttermale (BAUER et al. 2005).

Hinsichtlich des Genotyps gibt es derzeit 8 in OMIM bezeichnete Gene, die mit Melanomrisiko und familiären Melanomen assoziiert sind (Tab. 2). Eine kürzlich erschienene Übersicht und Metaanalyse über Genome Wide Association Studies zu Pigmentierung und Hautkrebs fand für das Melanom, eine starke Assoziation einerseits mit Genen, die die Pigmentierung (einschließlich Haut-, Haar- und Augenfarbe) beeinflussen, und andererseits mit Genen, die die Zahl der Muttermale regulieren (GERSTENBLITH et al. 2010). Obwohl diese Daten durch gezielte Studien bestätigt werden müssen, zeigen sie doch eine erstaunliche Übereinstimmung mit den oben erwähnten phänotypisch-epidemiologischen Untersuchungen.

Tab. 1: Phototypen nach Fitzpatrick. Das individuelle Melanomrisiko ist bei Menschen mit niedrigen Phototypen erhöht (modifiziert nach ASTNER 2004).

Phototyp	Sonnenbrand-neigung	Pigmentierungs-fähigkeit	konstitutionelle Hautfarbe
I	sehr hoch	keine	weiß
II	hoch	gering	weiß
III	moderat	moderat	weiß
IV	gering	gut	leicht pigmentiert
V	sehr gering	sehr gut	braun
IV	keine	sehr gut	dunkelbraun

Tab. 2: Gene für die eine Assoziation zu familiärem Melanom beschrieben wurde.

Gen	Lokus	OMIM-Nummer
CMM1	1p36	155600
CDKN2A	9p21.3	155601
CDK4	12q14.1	609048
CMM4	1p22	608035
MC1R	16q24.3	613099
XRCC3	14q32.33	613927
CMM7	20q11.2	612263
MITF	3p14.1-p12.3	614456

Unter den Genen, deren Mutationen mit familiären Melanomen in Verbindung gebracht werden, ist das für den sogenannte cyclin-dependent kinase inhibitor 2A (CDKN2A) vermutlich am häufigsten und am besten untersucht. Bei etwa 40% der Melanomfamilien sind CDKN2A Mutationen zu finden. Ungefähr 15% der Betroffenen entwickeln darüber hinaus ein Pankreaskarzinom. CDKN2A codiert 2 Proteine (p16 und p^{14ARF}) wobei p16 als Regulator des Zellzyklus funktioniert und sein Verlust zu einer verstärkten Zellproliferation führt. Verlust von p^{14ARF} bewirkt einen verstärkten Abbau des Tumorsuppressorgens p53, so dass

Mutationen in CDKN2A zwei wichtige potentiell onkogene Mechanismen beeinflussen kann (Sharpless et al. 2003).

Somatische Mutationen

Seit einigen Jahren ist bekannt, dass ungefähr 50 - 60% aller Melanome somatische Mutationen im BRAF Gen aufweisen (Pollock et al. 2002). Das Genprodukt B-raf ist eine Serin-/Threoninkinase, die einen Teil eines wichtigen Signaltransduktionsweges (MAPK Pathway) bildet, der Zellwachstum und - differenzierung in verschiedenen Geweben reguliert. Über externe Stimulation (z.b. durch Wachstumsfaktoren und Zytokine) kommt es zur Aktivierung von membranständigen Rezeptortyrosinkinasen, deren Signal über die angeführten Kinasenkaskade verstärkt und an den Zellkern übermittelt wird. Unter den 3 Raf Proteinen (A-raf, B-raf, C-raf) findet man die häufigsten aktivierenden Mutationen bei B-raf an Position V600, die neben Melanomen auch bei anderen soliden Tumoren bestehen können. Da die B-raf V600E Mutationen vor allem bei Melanomen an intermittierend UV-exponierten Körperstellen auftritt, nicht aber z.B. an palmoplantaren, Schleimhautmelanomen und Melanomen an chonischer lichtexponierter Haut, ist ein Zusammenhang mit dieser spezifischen Art der UV-Exposition zu vermuten. In vitro, in Tiermodellen und auch beim Menschen konnte eine Abhängigkeit des Melanomwachstums von der Aktivierung der Ras-Raf-Mek-Erk Signaltransduktion (MAPK Pathway) gezeigt werden. Auf Basis dieser Erkenntnisse wurden gezielt pharmakologische Inhibitoren entwickelt, die vor kurzem zur klinischen Zulassung gelangten und bei Patienten mit metastasierender Erkrankung und nachgewiesener V600 B-raf Mutation mit hoher Wirksamkeit zu einer Tumorrückbildung führten (Ernstoff 2011). Beispiele für andere Gene, die häufig bei Melanomen somatischen Mutationen aufweisen können, sind KIT (vor allem bei akralen und Schleimhautmelanomen) und GNAQ und GNA11 (bei uvealen Melanomen) (Romano et al. 2011).

Zusammenfassung

Die Erforschung pathogenetischer Faktoren beim Melanom hat in den letzten Jahren zu wesentlichen Fortschritten bei dieser bis vor kurzem nur durch rechtzeitige chirurgische Entfernung behandelbar geltenden Erkrankung gebracht. Die zweifelsfreie Identifikation von UV als wesentlicher umweltbedingter Risikofaktor hat zu verbesserten Prophylaxestrategien und UV-Schutzmaßnahmen geführt. Gleichzeitig hat die molekularbiologische Forschung in Verbindung mit gezielter pharmakologischer Forschung erstmals die Entwicklung lebens-zeitverängernder Therapien bei metastasierter Erkrankung ermöglicht und damit das Feld für weitere Innovationen in diese Richtung eröffnet.

Literatur

ASTNER S, ANDERSON RR. Skin Phototypes 2003. J Invest Dermatol, 122, (2004), 30-1.

BAUER J, BUTTNER P, SANDER WIECKER T, LUTHER H, GARBE C. Risk factors of incident melanocytic nevi: a longitudinal study in a cohort of 1,232 young German children. Int J Cancer, 115, (2005), 121-126.

BENNETT DC. Ultraviolet wavebands and melanoma initiation. Pigment Cell Melanoma Res, 21, (2008), 520-524.

BLISS JM, FORD D, SWERDLOW AJ. Risk of cutaneous melanoma associated with pigmentationcharacteristics and freckling: systematic overview of 10 case-control studies. Int J Cancer, 62, (1995), 367-376.

BREWER JD, CHRISTENSON LJ, WEAVER AL, CAPPRICH DC, WEENIG RH, LIM KK, WALSH JD, OTLEY CC, CHERIKH W, BUELL JF, WOODLE ES, ARPEY C, PATTON PR. Malignant Melanoma in Solid Transplant Recipients. Arch Dermatol, 147, (2011), 790-796.

DE FABO EC, NOONAN FP. Ultraviolet B but not ultraviolet A radiation initiates melanoma. Cancer Res, 64, (2004), 6372-6376.

EL GHISSASSI F, BAAN R, STRAIF K, GROSSE Y, SECRETAN B, BOUVARD V, BENBRAHIM-TALLAA L, GUHA N, FREEMAN C, GALICHET L, COGLIANO V. A review of human carcinogens--Part D: radiation. Lancet Oncol, 10, (2009), 751-752.

ELWOOD JM, GALLAGHER RP. Body site distribution of cutaneous malignant melanoma in relationship to patterns of sun exposure. Int J Cancer, 78, (1998), 276-280.

ERNSTOFF MS. Been there, not done that - melanoma in the age of molecular therapy. N Engl J Med, 364, (2011), 2547-2548.

GERSTENBLITH MR, SHI J, LANDI MT. Genome-wide association studies of pigmentation and skin cancer: a review and meta-analysis. Pigment Cell Melanoma Res, 23, (2010), 587-606.

LIPSON EJ, DRAKE CG. Ipilimumab: an anti-CTLA-4 antibody for metastatic melanoma. Clin Cancer Res, 17, (2011), 6958-6962.

NIJSTEN T, LEYS C, VERBRUGGEN K, VERLINDEN V, DRIEGHE J, STAS M, LAMBERT J, DEGREEF H, GARMYN M. Case–control study to identify melanoma risk factors in the Belgian population: the significance of clinical examination. J Eur Acad Dermatol Venereol, 19, (2005), 332-339.

NOONAN FP, RECIO JA, TAKAYAMA H, DURAY P, ANVER MR, RUSH WL, DE FABO EC, MERLINO G. Neonatal sunburn and melanoma in mice. Nature, 413, (2001), 271-272.

O'REILLY ZWALD F, BROWN M. Skin cancer in solid organ transplant recipients: Advances in therapy and management. J Am Acad Dermatol, 65, (2011), 253-261.

PAEK SC, SOBER AJ, TSAO H, MIHM, JR. MC, JOHNSON TM. Chapter 124. Cutaneous Melanoma. In: Wolff K, Goldsmith LA, Katz SI, Gilchrest BA, Paller AS, Leffell DJ, eds. Fitzpatrick's Dermatology in General Medicine. 7th ed. New York: McGraw-Hill, (2008), http://www.accessmedicine.com/content.aspx?aID=2982816. Accessed April 9, 2012.

POLLOCK PM, MELTZER PS. A genome-based strategy uncovers frequent BRAF mutations in melanoma. Cancer Cell, 2, (2002), 5-7.

ROMANO E, SCHWARTZ GK, CHAPMAN PB, WOLCHOCK JD, CARVAJAL RD. Treatment implications of the emerging molecular classification system for melanoma. Lancet Oncol, 12, (2011), 913-922.

SETLOW RB, GRIST E, THOMPSON K, WOODHEAD AD. Wavelengths effective in induction of malignant melanoma. Proc Natl Acad Sci USA, 90, (1993), 6666-6670.

SHARPLESS E, CHIN L. The INK4a/ARF locus and melanoma. Oncogene, 22, (2003), 3092-3098.

STERN RS. The risk of melanoma in association with long-term exposure to PUVA. J Am Acad Dermatol, 44, (2001), 755-761.

The IARC Working Group on artificial ultraviolet light and skin cancer. The association of use of sunbeds with cutaneous malignant melanoma and other skin cancers: A systematic review. Int J Cancer, 120, (2007), 1116-1122.

Prim. Univ.-Prof. Dr. Franz Trautinger
Abteilung für Haut und Geschlechtskrankheiten,
Landesklinikum St. Pölten
Karl Landsteiner Institut für Dermatologische Forschung, St. Pölten
Propst-Führer-Straße 4
3100 St. Pölten
e-mail: franz.trautinger@stpoelten.lknoe.at
Tel: +43-(0)274230011909
Fax: +43-(0)274230011919

Klinisches Bild und Diagnostik des malignen Melanoms beim Menschen

Robert R. MÜLLEGGER (Wiener Neustadt)

Mit 6 Abbildungen und 6 Tabellen

Inzidenz und Mortalität

In den letzten Jahren ist es weltweit in den Industrieländern zu einem raschen Anstieg der Inzidenz des Melanoms gekommen. Wurden beispielsweise in Deutschland Anfang der 1970er Jahre noch 3 Melanome pro 100.000 Einwohnern und Jahr diagnostiziert, betrug diese Zahl im Jahre 2000 bereits 12 pro 100.000. Für 2009 haben krebsepidemiologische Untersuchungen noch mehr neue Fälle ergeben (ca. 25.000), so dass das Melanom in der Statistik der häufigsten Krebserkrankungen Deutschlands bei Männern an 8. und bei Frauen an 5. Stelle lag. Die aktuelle Inzidenz wird in Europa inklusive Österreich mit durchschnittlich 15/100.000 und in den USA mit 25 pro 100.000 angegeben. Doppelt so hoch ist sie in Australien und Neuseeland. Das Lebenszeitrisiko für den Erwerb eines Melanoms liegt bei fast 2%. Betroffen ist vor allem die hellhäutige Bevölkerung. Obschon Frauen derzeit häufiger erkranken als Männer, ist die größte Inzidenzsteigerung bei weißen Männern festzustellen. Die Häufigkeit des Melanoms nimmt etwa ab dem 55. Lebensjahr stärker zu, die höchste Inzidenz findet sich bei Menschen zwischen dem 60. bis 79. Lebensjahr. Dennoch stellt das Melanom auch bei jungen Erwachsenen eines der häufigsten Malignome dar. Unter dem 20. Lebensjahr kommen aber nur 2% aller Melanome vor.

Erfreulicherweise hat die Mortalität trotz der gestiegenen Inzidenz nicht zugenommen. Die Sterberate in Deutschland und Österreich (Datenquelle: Statistik Austria, 13.09.2011) liegt konstant seit Anfang der 1980er Jahre bei 2 von 100.000 Personen. Sie ist für Männer höher als für Frauen. Dies ist eindeutig auf die klar verbesserte Früherkennung zurückzuführen. In Europa hat die durchschnittliche Tumordicke bei Erstdiagnose von 1,8mm im Jahre 1976 auf 0,5mm im Jahre 2000 abgenommen. Die Inzidenz dünner Melanome (<1mm Tumordicke) ist von 39% im Jahr 1976 auf 62,5% im Jahr 2000 angestiegen. Heute haben ca. 50% aller Melanome bei Erstdiagnose eine Tumordicke von weniger als 0,75mm. Mit dieser Entwicklung einher geht der Umstand, dass ca. 90% der Melanome zum Zeitpunkt der Erstdiagnose keine Metastasierung aufweisen. Insgesamt ist das Melanom jedoch für 90% aller Todesfälle durch sämtliche Formen von Hautkrebs verantwortlich.

Tumordicke, Metastasierung und Prognose

Der Früherkennung des Melanoms kommt deswegen so entscheidende Bedeutung zu, weil sich die Prognose bei fortgeschrittenen Tumoren stark verschlechtert (Tab. 1). Im Verhältnis zur Tumormasse kommt es beim Melanom frühzeitig zur Metastasierung. Entscheidender Parameter ist die Tumordicke und somit Eindringtiefe in die Haut. Bis zu einer Tumordicke von 1,5mm ist die Prognose statistisch sehr gut, es kommt nur selten zu einer Metastasierung. Ab einer höheren Tumordicke und bei Metastasierung ist sie hingegen sehr ungünstig. Die 10-Jahres Überlebensrate im Gesamtkollektiv liegt bei 75-80%. Bei Vorliegen von Fernmetastasen beträgt die mittlere Überlebenszeit aber nur 4-6 Monate. Während in den Frühstadien ein Melanom durch die operative Entfernung heilbar ist, beträgt das Ansprechen auf eine Immun- und (Poly)chemotherapie in späteren Stadien nur 12-30%.

Tab. 1: Zusammenhang zwischen Tumorstadium des Melanoms und Prognose.

Tumorstadium	10-Jahres-Überlebensrate (%)
Tumordicke ≤ 0,75 mm	97
Tumordicke ≤ 1,5 mm	90
Tumordicke ≤ 4,0 mm	67
Tumordicke > 4,0 mm	43
Satelliten- und In-Transit-Metastasen	28
Regionale Lymphknotenmetastasen	19
Fernmetastasen	3-5

Die Metastasierung erfolgt beim Melanom lymphogen und hämatogen. In zwei Drittel der Fälle ist die Metastasierung primär auf die regionären Lymphabflussgebiete begrenzt. Befallene Lymphknoten sind klinisch hart, indolent und später verbacken. Regionäre Hautmetastasen im Umkreis von bis zu 2cm um das primäre Melanom werden als Satellitenmetastasen bezeichnet (Abb. 1). In-transit-Metastasen liegen jenseits dieser Grenze zwischen Primärtumor und erster Lymphknotenstation. Später kommt es auch zu hämatogener Metastasierung, die vorwiegend Leber, Lungen, Knochen, Zentralnervensystem, distante Lymphknoten und die Haut betrifft (generalisiert kutan–subkutan). 90% der Metastasen entwickeln sich innerhalb der ersten 5 Jahre nach der Operation des primären Melanoms.

Risikofaktoren

Neben genetischen Faktoren ist vor allem der Hauttyp I oder II zu nennen (nach einer Enteilung von FITZPATRICK von I-VI). Rötliche Haarfarbe erhöht das Risiko für den Erwerb eines Melanoms um den Faktor 5 gegenüber schwarzer Haarfarbe. Ein weiterer wichtiger konstitutioneller Faktor ist die Anzahl melanozytärer Nävi bei einem Menschen. Das Risiko für ein Melanom liegt für jemanden mit mehr als 50 Nävi wiederum um den Faktor 5 höher als für jemanden mit weniger als 10 Nävi. Besonders bedeutungsvoll ist dabei das Vorkommen von multiplen atypischen melanozytären Nävi. Weiters wichtig sind eine hohe Zahl aktinischer Lentigines, eine Eigen- oder Familienanamnese eines Melanoms sowie Immunsuppression. Als hochgradiger Risikofaktor wurden Sonnenbrände in Kindheit und Jugend identifiziert. Aber auch eine starke kumulative Sonnenlichtbelastung hat Bedeutung. Bei Menschen, die Träger der genannten Risikomerkmale sind, ist die regelmäßige Vorsorgeuntersuchung von besonders großem Wert.

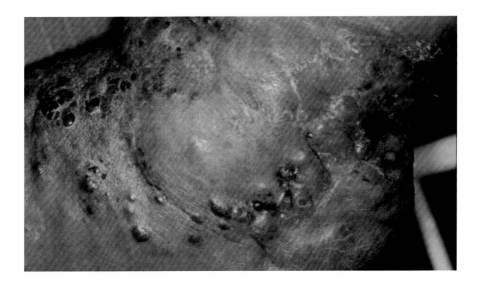

Abb. 1: Melanom mit Satelliten- und In-transit-Metastasen bei einem 45-jährigen Mann.

Klinisches Bild

Das Melanom entsteht meist in primär unauffälliger Haut. Hingegen entwickeln sich etwa 30% der Melanome aus einem vorbestehenden melanozytären Nävus und etwa 10% über (viele) Jahre aus einer Lentigo maligna. Melanome können mit gewissen Geschlechtsunterschieden überall an der Haut und den Schleimhäuten vorkommen (Tab. 2). Die häufigste Lokalisation jedoch ist der Körperstamm. Das Erscheinungsbild reicht von (tief)braunen oder blauschwärzlichen bis zu braun-roten Flecken, Knoten oder Plaques. Selten ist ein Melanom auch (völlig) pigmentfrei (amelanotisches Melanom). Jedenfalls ist das Spektrum der klinischen Ausprägungen groß, so dass etliche Differentialdiagnosen bedacht werden müssen, in erster Linie andere maligne und benigne Hauttumore.

Tab. 2: Häufige Lokalisationen des Melanoms in Abhängigkeit vom Geschlecht.

Region	Prozentualer Anteil, Männer	Prozentualer Anteil, Frauen
Körperstamm	56*	25
Arme	12	19
Beine, Hüften	17	42**
Gesicht	8	10
Kopf, Hals	7	4

* vor allem Rücken; ** vor allem Unterschenkel

In einer traditionellen, rein klinischen Klassifizierung werden mehrere Typen des Melanoms unterschieden (Tab. 3). Hierbei werden verschiedene Kriterien wie klinischer Aspekt, Lokalisation und Lebensalter vermischt und es lassen sich daraus keine Ableitungen für die Auswahl einer bestimmten Therapie treffen. Im Vergleich zu der sich rasch entwickelnden molekularen Klassifizierung handelt es sich um eine ausschließlich deskriptive Einteilung.

Zusätzlich werden histopathologische Melanomvarianten differenziert, wie das spitzoide, das nävoide, das desmoplastische oder das Animal-type Melanom, die nicht unbedingt durch ein charakteristisches klinisches Korrelat ausgezeichnet sind. Das Animal-type Melanom oder Melanophagen Variante des malignen Melanoms imponiert klinisch in Form blauschwarzer Knoten bis Plaques, vorwiegend am Kopf, Rücken oder Beinen. Histologisch lassen sich knotig-diffuse Ansammlungen von Melanophagen und große, pigmentierte, epitheloide Melanozyten nachweisen.

Der Terminus nimmt Bezug darauf, dass ähnliche morphologische Veränderungen bei Pferden sowie in experimentell induzierten Melanomen beim Tier vorkommen.

Tab. 3: Klinische Typen des Melanoms und deren Altersverteilung.

Melanomtyp	Prozentualer Anteil	Medianes Manifestationsalter (Lebensjahr)
Superfiziell spreitendes Melanom	55-60	51
Noduläres Melanom	20	56
Lentigo maligna Melanom	5-10	68
Akrolentiginöses Melanom	5	63
Unklassifizierbares Melanom	5	54
Sonderformen Amelanotisches Melanom Verruköses / polypöses Melanom Schleimhaut Melanom Okuläres Melanom Okkultes Melanom (unbekannter Primärtumor)	5	54

Superfiziell spreitendes Melanom

Es zeichnet sich durch ein primär horizontales, intraepidermales Wachstum aus. In dieser generell Monate bis Jahre andauernden Phase imponiert es klinisch als Fleck. Dieser ist 0,5–5cm groß, rundoval oder polyzyklisch, häufig bizarr konfiguriert, asymmetrisch und scharf begrenzt. Typisch sind zungenförmige Ausläufer und eine inhomogene Pigmentierung bzw. verschiedene Farbtöne (Abb. 2). Regressionszeichen erscheinen grau-weiß-rötlich. Mit dem Übergang in ein vertikales, invasives Wachstum entsteht eine flache Plaque oder papulöse bis knotige Anteile und eine höckerige Oberfläche (Abb. 3).

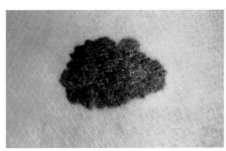 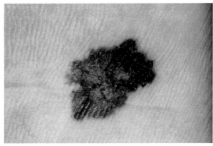

Abb. 2: Superfiziell spreitendes Melanom   Abb. 3: Sekundär knotiges superfiziell spreitendes Melanom, Nahaufnahme

31

Die Prognose ist in der Frühphase bei kleinen Herden günstig. Entscheidend ist die Tumordicke in den knotigen Bereichen.

Noduläres Melanom

Dieses zeigt von Anbeginn ein vertikales Wachstum. Es entwickelt sich innerhalb von Monaten ohne Vorläuferläsion in gesunder Haut. Die Prognose ist durch das frühe invasive Wachstum ungünstig. Schon nach 3 Monaten erreicht die Tumordicke mehr als 2mm. Die Diagnose wird aber oft erst gestellt, wenn es zu Ulzeration, Blutung oder Sekretion gekommen ist. Initial imponiert eine flache oder prominente schwarzbraune Papel (Abb. 4), später ein (blau)schwarzer, glatter, halbkugeliger Knoten, manchmal eine mehr polypoide oder verruköse Läsion.

Lentigo maligna Melanom

Es entsteht nach Jahren aus einer Lentigo maligna (Melanoma in situ). Klinisch kommt es zu Flächenwachstum und zur Ausbildung einer Plaque, Papel oder eines Knoten. Es findet sich nahezu ausschließlich im Gesicht älterer Menschen, was die ätiopathogenetische Rolle von Sonnenexposition im Sinne einer hohen kumulativen UV-Dosis widerspiegelt. Aufgrund der eher späten Metastasierung ist die Prognose günstiger. Klinisch sieht man 0,2-5cm große, mehrfarbige, asymmetrische Läsionen mit bizarrer Grenze (Abb. 5). Der invasive Anteil hebt sich in der Regel eindeutig durch Farbe und Konsistenz von der umgebenden Lentigo maligna ab. Auf die Verwechslungsmöglichkeit mit einer Verruca seborrhoica sei deutlich hingewiesen.

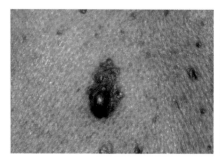 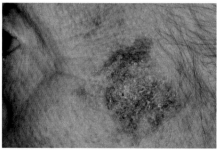

Abb. 4: Knotiges Melanom am Körperstamm, Nahaufnahme

Abb. 5: Lentigo maligna Melanom an der linken Schläfe einer 74-jährigen Patientin

Akrolentiginöses Melanom

Es findet sich grundsätzlich bei allen Hauttypen gleich häufig. Bei ethnisch pigmentierten Menschen ist es der häufigste Melanomtyp. Es ist vorwiegend palmar oder plantar lokalisiert, weiters an Fingern und Zehen. Das akrolentiginöse Melanom kann primär entstehen oder aus einer präexistenten Lentigo. Nach einer intraepidermalen Frühphase mit horizontal-radialem Wachstum, die klinisch weitgehende Ähnlichkeit mit dem superfiziell spreitenden Melanom zeigt, kommt es zu einem vertikalen Wachstum mit Knotenbildung. Zu den klinischen Merkmalen zählen inkohärente Pigmentierung, unscharfe Begrenzung, Verdickung der Hornschicht in der Umgebung sowie sekundär Erosion bis Ulzeration, Nässen und Blutung. Die Diagnose ist oft verzögert, was mit einer entsprechend schlechteren Prognose verbunden ist. Differentialdiagnostisch kommen Trauma (Hämatom), trophisches Ulcus, Clavus, Granuloma pyogenicum und Epithelioma cuniculatum in Frage.

Subunguales Melanom

Es ist eine Variante des akrolentiginösen Melanoms und repräsentiert 1-2% aller Melanome. Das erste klinische Zeichen ist eine longitudinale, streifenförmige und periunguale Pigmentierung (Melanonychia striata longitudinalis). Wegweisend für ein Melanom ist bei diesem Phänomen eine Mitpigmentierung des Nagelhäutchens und/oder der angrenzenden Haut, das Hutchinson Zeichen. Im weiteren Verlauf kommt es zu einer flächigen, grau-schwarzen Verfärbung des Nagels und später zu plumper Abhebung und Destruktion der Nagelplatte. Amelanotische Ausprägungen stellen in der klinischen Diagnostik einen besonderen Fallstrick dar. Das subunguale Melanom bevorzugt die Fingernägel (>60%), vor allem die Daumen. Wichtige Differentialdiagnosen umfassen subunguale melanozytäre Nävi, subunguale Blutungen, Onychomycosis nigricans, Pseudomonas Infektion, chronische Paronychie / Panaritium und Granuloma pyogenicum. Histologisch ist der Nachweis von Melanin in der Nagelplatte (Fontana-Masson Färbung) wichtig.

Amelanotisches Melanom

Es ist durch das Fehlen einer für das freie Auge sichtbaren Pigmentierung charakterisiert. Eine solche kann nur gelegentlich am Rande der Läsion (dezent) festgestellt werden. Es kann in jeder Körperregion vorkommen. Auch wenn grundsätzlich jeder Typ des Melanoms amelanotisch ausgeprägt sein kann, trifft dies am häufigsten auf das akrolentiginöse Melanom (bis zu 25%) (Abb. 6) und den histologischen Subtyp des desmoplastischen Melanoms (mehr als 50%) zu. Insgesamt ist das amelanotische Melanom aber selten (2-8% aller Melanome). Die Prognose wäre generell nicht schlechter als bei pigmentierten Melanomen, jedoch wird die Diagnose aufgrund der Pigmentlosigkeit häufig erst in einem fortgeschrittenen Stadium gestellt. So sind auch anamnestische Angaben über Vorbehandlungen mit diversen Externa und Kryotherapie nicht selten. Die wichtigsten Differentialdiagnosen betreffen Ekzem, dermaler Nävus, Verruca vulgaris, Granuloma pyogenicum, aktinische Keratose, Basalzellkarzinom, Keratoakanthom, Morbus Bowen, Merkelzellkarzinom und atypisches Fibroxanthom.

Schleimhautmelanom (mukosales Melanom)

Auch dieser Typ ist mit einer Inzidenz von 4 pro 10 Millionen Einwohnern und Jahr selten und hat lediglich einen Anteil von 1,5-1,7% an allen Melanomen. Der Altersgipfel liegt zwischen der 5. und 8. Dekade. Das Schleimhautmelanom betrifft bevorzugt den Kopf-Hals-Bereich (Mundschleimhaut, Nasopharynx und Larynx), seltener die Anogenitalregion. Eine spezifische klinische Vorstufe ist nicht bekannt. Das Schleimhautmelanom entsteht meist de novo, vor allem anogenital, und nur manchmal in einer präexistenten Pigmentläsion. Primäres Flächen- und dann Dickenwachstum erstrecken sich meist über Jahre, in der Mundschleimhaut gibt es jedoch auch eine rasche Entwicklung. Klinisch wird der Tumor durch Blutung, Schmerzen, Fremdkörpergefühl oder Juckreiz auffällig. In 20% der Fälle ist das Schleimhautmelanom amelanotisch.

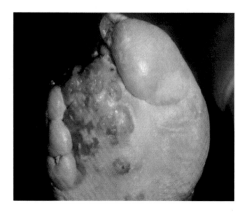

Abb. 6: Knotiges amelanotisches Akrolentiginöses Melanom am linken Vorfuß bei einer 55-jährigen Patientin.

Die Metastasierung erfolgt rasch, was mit der guten Durchblutung von Schleimhäuten zu tun haben dürfte. Betroffen sind vor allem die regionären

Lymphknoten, die Lungen und die Leber. Häufig werden Schleimhautmelanome gar nicht vor erfolgter Metastasierung festgestellt. Beispielsweise bestehen bei 50% der oralen Melanome zum Zeitpunkt der Erstdiagnose bereits Lymphknotenmetastasen. Dies hat einen entsprechend schlechten Einfluss auf die Prognose mit einer 5-Jahres-Überlebensrate von nur 25%, im Falle von Lymphknotenmetastasen nur 17%. Klar ist, dass direkte UV Strahlung keine ätiopathogenetische Bedeutung haben kann. Im Vordergrund stehen wohl genetische Veränderungen (z.b. c-kit Mutationen).

Diagnose

Klinische Untersuchung

Sie steht an erster Stelle. Ob bei einer Pigmentveränderung der Verdacht auf ein Melanom besteht, kann grob orientierend mit der ABCDE Regel erfasst werden. "A" steht für Asymmetrie in Form (und Farbe) und eine Pigmentveränderung gilt immer dann als verdächtig, wenn sie nicht rund oder oval ist.
"B" bedeutet Begrenzung. Suspekt ist ein unregelmäßiger, unscharfer, fließender Übergang zum Normalgewebe. Achtung ist auch bei Ausfransungen oder Ausläufern geboten.
"C" stellt auf die Farbe ab (Color) und ist hierbei besonders auf unterschiedlich starke Pigmentierung und Mehrfarbigkeit (braun, grau, schwarz, rot und blau) zu achten.
"D" steht für Durchmesser, ab 5mm ist vermehrte Aufmerksamkeit notwendig.
"E" bezieht sich auf eine Erhabenheit und Entwicklung einer Läsion, also ein rasches und stetiges Wachstum oder knotige Umwandlung in einem sonst flachen Pigmentmal.
    Die klinische Untersuchung eines Patienten mit Pigmentveränderungen soll stets den gesamten Körper einschließen, um alle atypischen Nävuszellnävi, eventuelle Zweitmelanome, andere Tumore (Non Melanoma Skin Cancer) oder Haut-metastasen zu detektieren. Bei Melanomverdacht sind die hautnahen Lymphknotenstationen zu palpieren. Von J. Grob wurde der Begriff des „Ugly Duckling Sign" (Merkmal des „hässlichen Entleins") geprägt (GROB JJ 1998). Darunter versteht man das besondere Hervorstechen eines Pigmentmales in morphologisch nicht näher definierter Weise von den benachbarten Läsionen. Der erfahrene Dermatologe erzielt damit eine erstaunliche Treffsicherheit in der Aufdeckung von Melanomen.

Dermatoskopie

Mit dieser äußerst wichtigen Zusatzmethode ist eine essenziell bessere Beurteilung von pigmentierten Hautveränderungen gegenüber der rein klinischen Untersuchung möglich. Sie ist nicht invasiv und Standard jeder Untersuchung.

Man bedient sich eines optischen Instruments mit Immersionstechnik und mindestens 10-facher Vergrößerung. Durch die erzielte Transparenz des oberen Stratum corneum kann das Untersuchungslicht besser eindringen und tiefer in der Haut gelegene Strukturen werden sichtbar. Zunächst wird eine Unterscheidung zwischen melanozytären und nicht-melanozytären Läsionen getroffen. Unter letzteren sind besonders Basalzellkarzinom, Verruca seborrhoica, Histiozytom und Angiom / Angiokeratom gut abgrenzbar.

Durch die Beurteilung von Pigmentnetz, Farbe, dermatoskopischen Strukturen (z.B. Punkte, Globuli, Pseudopodien, Schleier, etc.) und der vaskulären Architektur gelingt im Weiteren meist die Differenzierung zwischen benignen melanozytären Nävi und Melanomen. Hierfür kommen diverse Algorithmen zur Anwendung (z.b. 7-Punkte Checkliste, ABCD Score, Methode nach Menzies) (Tab. 4), in denen die Summe unterschiedlich gewichteter Kriterien Scores ergeben, die ab bestimmten Werten die Diagnose eines Melanoms nahelegen.

Histopathologie und Immunhistochemie

Die definitive Diagnose wird durch die histopathologische und immun-histochemische Untersuchung der suspekten Pigmentläsion gestellt. Bei Verdacht auf ein Melanom wird primär die komplette Exzision im Gesunden mit knappem Sicherheitsabstand („diagnostische Exzision") vorgenommen. Neben der endgültigen Festlegung, ob ein Melanom vorliegt, was in den meisten Fällen gelingt, werden Tumordaten analysiert, die wichtig für Prognose und Therapie sind. Hierzu zählt die größte Tiefenausdehnung (Tumordicke) in Millimetern (Breslow Index), der aussagekräftigste prognostische Parameter, von dem auch der Sicherheitsabstand bei der Nachexzision abhängt. Der Clark Level gibt die Invasion bezogen auf definierte Hautschichten an, seine prognostische Bedeutung ist aber geringer.

Wichtig ist auch die Angabe der Mitoserate und die Feststellung, ob eine Ulzeration vorliegt. Die histopathologischen Kriterien, die die Diagnose eines Melanoms begründen, umfassen Asymmetrie des Tumors, Präsenz atypischer Melanozyten einzeln und in Nestern an der dermoepidermalen Junktionszone, Aufwärtsmigration von Melanozyten in die Epidermis und Vorliegen von Melanozyten einzeln und in Nestern in allen Schichten der Epidermis (Scattering). Die Einzelformationen überwiegen die Nester. Letztere variieren in Epidermis und Dermis in Form und Größe, sind an der Basis oft größer als an der Oberfläche und haben in der Epidermis unregelmäßige Abstände. Die epidermale Komponente ist unscharf begrenzt. Die Ausbreitung in der Dermis erfolgt in Nestern und Strängen mit Konfluenzneigung (Sheets).

Weitere Kennzeichen betreffen invasives Wachstum mit Zerstörung ortsständiger Strukturen (Adnexe), nekrotische Melanozyten, eine gesteigerte Mitoserate im gesamten Tumorparenchym inklusive der Basis und die fehlende Reifung (Verkleinerung) der Tumorzellen in der tieferen Dermis.

Tab. 4: Dermatoskopische Kriterien für die Diagnose Melanom.

Kriterium	7-Punkte Checkliste (Argenziano G, 1998)	ABCD Score (Stolz W, 1994)	Menzies Methode (Menzies SW, 1996)
		Gewichtung	
Asymmetrie	-	0-2,6	-
Atypisches / verbreitertes Pigmentnetzwerk	2 (Hauptkriterium)	0,5	PK
Abrupter Pigmentabbruch / Begrenzung	-	0-0,8	-
Unregelmäßige / verzweigte Streifen	1 (Nebenkriterium)	0,5	-
Radiärstreifung	-	-	PK
Unregelmäßige Pigmentierung	1 (Nebenkriterium)	-	-
Pseudopodien	-	-	PK
Multiple Farben	-	0,5-3	PK
(Unregelmäßige) Punkte / Globuli	1 (Nebenkriterium)	0,5-1	PK
Multiple braune Punkte	-	-	PK
Multiple grau-blaue Punkte	-	-	PK
Periphere Punkte / Globuli	-	-	PK
Blau-weißer Schleier	2 (Hauptkriterium)	-	PK
Regressionsstrukturen / strukturlose Areale	1 (Nebenkriterium)	0,5	-
Narbenartige Depigmentierung	-	-	PK
Atypische Gefäßstrukturen	2 (Hauptkriterium)	-	-
Melanomverdacht	*Ab 3 Punkten*	*> 5,45*	*Ab mind. 1 pos. Kriterium bei Fehlen der Negativkriterien symmetrisches Pigmentmuster und Einzelfarbe*

PK = Positives Kriterium

Wichtige immunhistochemische Marker in der Routinediagnostik umfassen S-100, Melan-A und HMB-45. Sie werden in der Regel gemeinsam zur Absicherung der mikroskopischen Diagnose angewendet. Besondere Bedeutung haben sie bei undifferenzierten und spindelzelligen Melanomen (amelanotisch, desmoplastisch) sowie zur verfeinerten Bestimmung von Tumortiefe und Rand, beispielsweise bei fokaler Invasion oder Regression. Melan-A ist sensitiver als HMB-45 und spezifischer als S-100. Als Proliferationsmarker kann Ki-67 eingesetzt werden.

Staging

Wurde ein Melanom diagnostiziert, ist der Patient einem Eingangsstaging zuzuführen, das Thoraxröntgen, Abdomensonographie (inklusive Becken und Retroperitoneum) sowie die sonographische Lymphknotendiagnostik umfasst. Bei dieser werden Größe, Form, Begrenzung, Echomuster und Perfusionsmuster beurteilt. Die Sensitivität zur Erfassung pathologischer Lymphknoten liegt bei 90% gegenüber 70% bei der Palpation. Bei Patienten mit einem höheren Risiko, das jedoch in der Literatur nicht einheitlich definiert ist, sind Computer-tomographie- oder Magnetresonanztomographieuntersuchungen angezeigt, manchmal auch eine Positronen-Emissions-Tomographie. Ergänzend wird der serologische Tumormarker S-100 bestimmt. Zwar ist er zur Diagnostik des Primärtumors ungeeignet aber er kann als Referenzwert für den weiteren Verlauf dienen, da seine Höhe mit der Tumorlast bzw. einer Progression oder einem Rezidiv korreliert. Auch der Wert der Laktatdehydrogenase (LDH) korreliert mit der Tumorlast und ist bei Fernmetastasen erhöht.

Sentinel Lymph Node Biopsie

Wenn bei der mikroskopischen Untersuchung eine Tumordicke von mindestens 1mm, Ulzeration oder ein hoher Mitoseindex (>/= 1 Mitose / mm2) festgestellt wurde, führt man mit der Nachexzision eine Sentinel Lymph Node Biopsie (Schildwächter-lymphknotenbiopsie) durch. Darunter versteht man die selektive operative Entfernung des primär drainierenden Lymphknotens im Lymphabstromgebiet des Melanoms. Er lässt sich am besten durch die kombinierte Markierung mit 99m-Technetium im Sinne einer Lymphabstromszintigraphie (Gamma Detektionssonde) plus Vital-Färbung mit Patentblau darstellen. Das Vorgehen hat ein präziseres (pathologisches) Staging und Aussage über die Prognose zum Ziel.

Es finden sich bei der histologischen und immunhistochemischen Unter-suchung des Lymphknotens in Schnittserien durchschnittlich in 20% der Fälle Mikrometastasen (abhängig von der Eindringtiefe des Melanoms). Die Sterberate ist bei einem positiven Schildwächterlymphknoten nach 3-4 Jahren signifikant erhöht, unabhängig von der Tumordicke. In positiven Fällen ist die nachfolgende elektive Lymphadenektomie empfohlen.

TNM Klassifikation und Stadieneinteilung des Melanoms

Aus den im diagnostischen Procedere eruierten Ergebnissen resultiert eine Klassifikation des Melanoms nach dem TNM Schema (Tab. 5) sowie die

Tab. 5: TNM Klassifikation des Melanoms.

T – Klassifikation des Primärtumors		
TX		Primärtumor kann nicht beurteilt werden (Tumordicke oder Ulzeration)
T0		Unbekannter Primärtumor
Tis		Melanoma in situ (Clark-Level I), keine invasive maligne Läsion
T1		Tumordicke ≤ 1mm
	T1a	Clark-Level II oder III, keine Ulzeration
	T1b	Clark-Level IV oder V oder mit Ulzeration
T2		Tumordicke 1,01-2,0mm
	T2a	Ohne Ulzeration
	T2b	Mit Ulzeration
T3		Tumordicke 2,01-4,0mm
	T3a	Ohne Ulzeration
	T3b	Mit Ulzeration
T4		Tumordicke > 4mm
	T4a	Ohne Ulzeration
	T4b	Mit Ulzeration
N – Klassifikation der regionären Lymphknoten		
NX		Lymphknoten können nicht beurteilt werden
N0		Keine Lymphknotenmetastasen
N1		Metastase in 1 Lymphknoten
	N1a	Nur mikroskopische Metastasierung
	N1b	Makroskopische Metastasierung
N2		Metastasen in 2-3 Lymphknoten oder Satelliten- oder In-transit Metastasen
	N2a	Nur mikroskopische Metastasierung
	N2b	Makroskopische Metastasierung
	N2c	Satelliten- oder In-transit-Metastasen (ohne Lymphknotenmetastasen)
N3		Metastasen in 4 oder mehr Lymphknoten oder Satelliten- oder In-transit-Metastasen bei gleichzeitiger Lymphknotenbeteiligung
M – Klassifikation der Fernmetastasen		
MX		Fernmetastasen können nicht beurteilt werden
M0		Keine Fernmetastasen
M1		Fernmetastasen
	M1a	Metastasen in Haut, Subkutis oder Lymphknoten jenseits der regionären Lymphknoten, LDH normal
	M1b	Lungenmetastasen, LDH normal
	M1c	Alle anderen viszeralen Metastasen mit normalem LDH oder jede Art von Fernmetastasen mit erhöhten LDH

Festlegung des Melanomstadiums (Tab. 6).

Tab. 6: Stadieneinteilung des Melanoms nach American Joint Committee on Cancer (AJCC).

Stadium	Primärtumor (pT)	Regionäre Lymphknotenmetastasen (N)	Fern- metastasen (M)
0	In-situ-Tumoren	Keine	Keine
IA	≤ 1,0mm, keine Ulzeration	Keine	Keine
IB	≤ 1,0mm mit Ulzeration oder ≥ 1 Mitose mm^2 1,01-2,0mm, keine Ulzeration	Keine	Keine
IIA	1,01-2,0mm mit Ulzeration 2,01-4,0mm, keine Ulzeration	Keine	Keine
IIB	2,01-4,0mm mit Ulzeration >4,0mm, keine Ulzeration	Keine	Keine
IIC	>4,0mm mit Ulzeration	Keine	Keine
IIIA	Jede Tumordicke, keine Ulzeration	Mikrometastasen	Keine
IIIB	Jede Tumordicke, mit Ulzeration Jede Tumordicke, keine Ulzeration Jede Tumordicke, keine Ulzeration	Bis zu 3 Mikrometastasen Bis zu 3 Makrometastasen Keine, aber Satelliten- u/o In-Transit-Metastasen	Keine
IIIC	Jede Tumordicke mit Ulzeration Jede Tumordicke ± Ulzeration	Bis zu 3 Makrometastasen ≥ 4 Makrometastasen od. kapselüberschreitender Lymphknotenbefall od. Satelliten- und/oder In-Transit-Metastasen mit Lymphknotenbefall	Keine
IV			M

Literatur

ARGENZIANO G, FABBROCINI G, CARLI P et al. Epiluminescence microscopy for the diagnosis of doubtful melanocytic skin lesions. Comparison of the ABCD rule of dermatoscopy and a new 7-point checklist based on pattern analysis. Arch Dermatol (1998);134:1563-70

BALCH CM, CASCINELLI N. Sentinel-node biopsy in melanoma. N Engl J Med (2006);355:1370-71

BALCH CM, GERSHENWALD JE, SOONG SJ et al. Final version of 2009 AJCC melanoma staging and classification. J Clin Oncol 2009;27:6199-6206

CURTIN JA, FRIDLYAND J, KAGESHITA T et al. Distinct sets of genetic alterations in melanoma. N ENGL J Med (2005);353:2135-47

EIGENTLER TK, MÜGGE LO, BEMBENEK A et al. Kutanes Melanom. Hautarzt (2007);10:885-97

GANDINI S, SERA F, CATTARUZZA MS et al. Meta-analysis of risk factors for cutaneous melanoma : I. Common and atypical naevi. Eur J Cancer (2005);41:28-44

GARBE C, BLUM A. Epidemiology of cutaneous melanoma in Germany and worldwide. Skin Pharmacol Appl Skin Physiol (2001);14:280-90

GARBE C, PERIS K, HAUSCHILD A et al. Diagnosis and treatment of melanoma: European consensus-based interdisciplinary guideline. Eur J Cancer (2010);46:270-83

GROB JJ, BONERANDI JJ. The ‚ugly duckling' sign: identification of the common characteristics of nevi in an individual as a basis for mELnoma screening. Arch Dermatol 1998; 134:103-4

HAFNER J, SCHMID MH, KEMPF W et al. Baseline staging in cutaneous malignant melanoma. Br J Dermatol (2004);150:677-86

MENZIES SW, INGVAR C, CROTTY KA, MCCARTHY WH. Frequency and morphologic characteristics of invasive melanomas lacking specific surface microscopic features. Arch Dermatol (1996);132:1178-82

MILLER AJ, MIHM MC. Melanoma. N Engl J Med (2006);355:51-65

STOLZ W, RIEMANN A, COGNETTA AB et al. ABCD rules of dermatoscopy: a new practical method for early recognition of malignant melanoma. Eur J Dermatol (1994);4:521-27

Prim. Univ. Doz. Dr.Robert R. Müllegger
Abteilung für Dermatologie
Landesklinikum Wiener Neustadt
Corvinusring 3-5
2700 Wiener Neustadt
Tel.: +43 2622 321 4901
Fax: +43 2622 321 4905
e-mail: robert.muellegger@wienerneustadt.lknoe.at

Neue genombasierende Klassifikationen des Melanoms – auf dem Weg zu einer personalisierten Medizin"

Stephan WAGNER (Wien)

Erweiterte Zusammenfassung

Genom-basierte Technologien haben in den letzten 10 Jahren zu einem Durchbruch im Verständnis zellbiologischer Mechanismen geführt, die für Induktion, Erhalt und Progression des malignen Melanoms funktionell von Bedeutung sind (VIDWANS et al. 2011). Einzelne dieser Ergebnisse haben mittlerweile Eingang in die Klinik gefunden und erlauben völlig neue Ansätze wie erste Schritte zu einer genom-basierten Klassifikation der Erkrankung und ersten individualisierten und Mutations-basierten Therapieansätzen (FLAHERTY et al. 2010) mit dem langfristigen Ziel der Implementierung einer sog. genomischen Präzisionsmedizin bei Melanompatienten.

Auf dem Weg zu diesem Ziel stellt der avisierte Melanom-Krebsatlas, ein Katalog aller somatischen genetischen Alterationen im Melanom, einen ersten Meilenstein dar. Erste Erkenntnisse weisen auf die Präsenz extensiver genetischer Alterationen mit Beteiligung Tausender von Genen hin und stellen uns vor die Aufgabe, unter diesen die krankheits-relevanten von krankheits-assoziierten, aber pathogenetisch nicht-relevanten Gen-Alterationen zu differenzieren (KABBARAH et al. 2010, KIM et al. 2006, GARRAWAY et al. 2005) . So muss ein solcher Katalog von der Entwicklung neuer und komplexerer mathematischer Modelle (KIM et al. 2006, GARRAWAY et al.2005) begleitet werden. Ein Beispiel hierfür ist CONEXIC (AKAVIA et al. 2010). Es handelt sich hierbei um eine neue integrierte Strategie zur Identifizierung pathogenetisch relevanter Gene , die hoch auflösende genomische Karten mit Expressionsprofilen und verfügbaren funktionellen Datensätzen aus Datenbanken kombiniert. Sie kann hierüber Kandidaten-Gene mit Expressionssignaturen verbinden, die für bestimmte biologische Funktionen gruppiert sind und somit die Anzahl von Kandidaten-Genen für eine nachfolgende und meist sehr arbeits- und zeitaufwändige funktionelle Validierung signifikant reduzieren. Die kürzlich erhobenen "Whole-Genome" und "Exome" Sequenzierungsdaten (HODIS et al. 2012, BERGER et al. 2012) bilden eine weitere Dimension der genetische Heterogentität des Tumors ab und erfordern die Entwicklung zusätzlicher integrierender mathematischer und bioinformatischer Algorithmen zur Identifikation potentiell krankheits-relevanter Gene.

Bei allen therapeutischen Fortschritten zeigen erste genom-basierte klinische und zellbiologische Studien einerseits überraschende „a priori"-Resistenz gegen zielgerichtete Therapeutika, obwohl letztere in präklinischen Modellen eine spezifische und potente Inhibition ihres Targets zeigen, und andererseits eine rasante Entwicklung von Resistenzmechanismen unter Therapie (Übersicht in Ref. 9) . Diese Ergebnisse reflektieren zunächst die biologische Bedeutung der genetischen Heterogenität des

Melanoms und stellen zudem einfache lineare Genotyp-„Drug Response" Beziehungen zumindest in genetisch hoch alterierten Tumoren wie dem Melanom in Frage. Zur Erkennung der zugrunde liegenden biologischen Gesetzmäßigkeiten wird eine weiterführende Beschreibung krankheits-relevanter Netzwerke inkl. Gen-Gen, Gen-Protein und Protein-Proteininteraktionen nötig sein. Um das Ziel einer erfolgreichen molekularen Präzisionsmedizin mit Entwicklung von Biomarkern und neuen Therapieansätzen in komplexen Tumorerkrankungen erreichen zu können, wird es in der Zukunft weiterführender und wesentlich komplexerer holistischer mathematisch-zellbiologischer Modelle und neuerer funktioneller Ansätze wie z.b. „Chemical Biology" bedürfen.

Literatur

AKAVIA, U. D., LITVIN, O., KIM, J., SANCHEZ-GARCIA, F., KOTLIAR, D., CAUSTON, H. C., POCHANARD, P., MOZES, E., GARRAWAY, L. A., AND PE'ER, D. (2010). An integrated approach to uncover drivers of cancer. Cell *143*, 1005-1017.

BERGER, M. F., HODIS, E., HEFFERNAN, T. P., DERIBE, Y. L., LAWRENCE MS, PROTOPOPOV A, IVANOVA E, WATSON IR, NICKERSON E, GHOSH P, ZHANG H, ZEID R, REN X, CIBULSKIS K, SIVACHENKO AY, WAGLE N, SUCKER A, SOUGNEZ C, ONOFRIO R, AMBROGIO L, AUCLAIR D, FENNELL T, CARTER SL, DRIER Y, STOJANOV P, SINGER MA, VOET D, JING R, SAKSENA G, BARRETINA J, RAMOS AH, PUGH TJ, STRANSKY N, PARKIN M, WINCKLER W, MAHAN S, ARDLIE K, BALDWIN J, WARGO J, SCHADENDORF D, MEYERSON M, GABRIEL SB, GOLUB TR, WAGNER SN, LANDER ES, GETZ G, CHIN L, GARRAWAY LA. (2012). Melanoma genome sequencing reveals frequent PREX2 mutations. Nature *485*, 502-506.

FLAHERTY, K. T., PUZANOV, I., KIM, K. B., RIBAS, A., MCARTHUR, G. A., SOSMAN, J. A., O'DWYER, P. J., LEE, R. J., GRIPPO, J. F., NOLOP, K., AND CHAPMAN, P. B. (2010). Inhibition of mutated, activated BRAF in metastatic melanoma. The New England Journal of Medicine *363*, 809-819.

GARRAWAY LA, WIDLUND HR, RUBIN MA, BERGER AJ, RAMASWAMY S, CHEN F, BEROUKHIM R, GETZ G, MILNER DA, GRANTER SR, DU J, LEE C, WAGNER SN, LI C, GOLUB TR, RIMM DL, MEYERSON M, FISHER DE, SELLERS WR (2005). Integrative genomic analyses identify *MITF* as a lineage survival oncogene amplified in malignant melanoma. Nature *36*, 117-22

HODIS, E., WATSON, I. R., KRYUKOV, G. V., AROLD, S. T., IMIELINSKI, M., THEURILLAT, J. P., NICKERSON E, AUCLAIR D, LI L, PLACE C, DICARA D, RAMOS AH, LAWRENCE MS, CIBULSKIS K, SIVACHENKO A, VOET D, SAKSENA G, STRANSKY N, ONOFRIO RC, WINCKLER W, ARDLIE K, WAGLE N, WARGO J, CHONG K, MORTON DL, STEMKE-HALE K, CHEN G, NOBLE M, MEYERSON M, LADBURY JE, DAVIES MA, GERSHENWALD JE, WAGNER SN, HOON DS, SCHADENDORF D, LANDER ES, GABRIEL SB, GETZ G, GARRAWAY LA, CHIN L. (2012). A landscape of driver mutations in melanoma. Cell *150*, 251-263.

KABBARAH, O., NOGUEIRA, C., FENG, B., NAZARIAN, R. M., BOSENBERG, M., WU M, SCOTT KL, KWONG LN, XIAO Y, CORDON-CARDO C, GRANTER SR, RAMASWAMY S, GOLUB T, DUNCAN LM, WAGNER SN, BRENNAN C, CHIN L. (2010). Integrative genome comparison of primary and metastatic melanomas. PloS one *5*, e10770

KIM M, GANS JD, NOGUEIRA C, WANG A, PAIK JH, FENG B, BRENNAN C, HAHN WC, CORDON-CARDO C, WAGNER SN, FLOTTE TJ, DUNCAN LM, GRANTER SR, CHIN L (2006). Comparative oncogenomics identifies NEDD9 as a melanoma metastasis gene. Cell *125*, 1269-81

TSAO H, TSAO H, CHIN L, GARRAWAY LA, FISHER DE (2012). Melanoma: From Mutations to Medicine. Genes Dev *26*, 1131-1155.

VIDWANS, S. J., FLAHERTY, K. T., FISHER, D. E., TENENBAUM, J. M., TRAVERS, M. D., AND SHRAGER, J. (2011). A melanoma molecular disease model. PloS one *6*, e18257

Univ. Doz. Dr. Stephan Wagner
Klinische Abteilung für Immundermatologie
und infektiöse Hautkrankheiten
Allgemeines Krankenhaus der Stadt Wien
Währinger Gürtel 18-20
1090 Wien
Österreich
Tel.   +43 1 40400 - 7759
Fax.   +43 1 40400 – 1212 (Zentralkanzlei)

II. Melanome bei Tieren und im Tiermodell

Neue Erkenntnisse zum Melanom beim Schimmel

Sabine BRANDT (Wien)

Mit 2 Abbildungen

Maligne Melanome treten sowohl bei Menschen als auch bei Tieren – vor allem Säugetieren, aber auch Fischen - auf. Es handelt sich dabei um hochaggressive Hauttumoren melanozytären Ursprungs, die eine ausgeprägte Tendenz haben, in relativ kurzer Zeit Organmetastasen zu bilden. Entsprechend nimmt die Erkrankung bei Mensch und Tier häufig einen letalen Verlauf, sofern sie nicht frühzeitig erkannt und behandelt wird.

Auch Pferde erkranken an Melanomen. Bei Nichtschimmeln tritt die Erkrankung sehr selten und eher in jungen Jahren auf. Eine Früherkennung gestaltet sich schwierig, da die Haut an den meisten Körperstellen von Fell bedeckt ist und bösartige Veränderungen dadurch erst spät entdeckt werden. Die Erkrankung führt daher in vielen Fällen zum Tod des Tieres.

Ganz anders verhält es sich bei Schimmeln. Vor allem in der zweiten Lebenshälfte erkranken Letztere häufig an kutanen Melanomen und inneren Pigment-zelltumoren. Man schätzt, dass etwa 80% aller über 15 Jahre alten Schimmel Melanome entwickeln. Ein besonderes Merkmal der Schimmelmelanome ist, dass sie oft von einer Kollagenkapsel umschlossen und daher nur wenig durchblutet sind (Abb.1).

Dieser Umstand dürfte erklären, weshalb sich derart eingekapselte Tumoren über lange Zeiträume quieszent verhalten, d.h. nur langsam wachsen und seltener bis nicht metastasieren (Abb. 2) (GEBHART et al. 1977, MAYR et al. 1979, DESSER et al.1980, NIEBAUER 1980, FLEURY et al. 2000, VALENTINE 1995, SELTENHAMMER et al. 2003, MACGILLIVRAY et al. 2002)

Derzeit gibt es keine universell effektive Melanomtherapie. Behandlungs-optionen umfassen den Einsatz von Chemotherapeutika, Radiotherapie, Immunmodulatoren und Genexpressionssuppressoren. Die Behandlung von Melanomen bei Mensch und Tier gestaltet sich auch deshalb als äußerst schwierig, da viele Aspekte der Krankheitsentstehung und –progression noch unbekannt sind.

Ein wichtiger Schritt in Richtung Entwicklung einer wirksamen, zielgerichteten Melanomtherapie ist die Identifikation von Faktoren, die maßgeblich in die Tumorprogression involviert sind. Dies kann z.B. mittels Erstellung von differenziellen Genexpressionsprofilen und Genommutationsanalysen erreicht werden. Sehr gut dafür geeignet sind DNS-Microarray-basierende Technologien oder moderne Sequenzierungsmethoden wie etwa „massive parallel (second generation) sequencing".

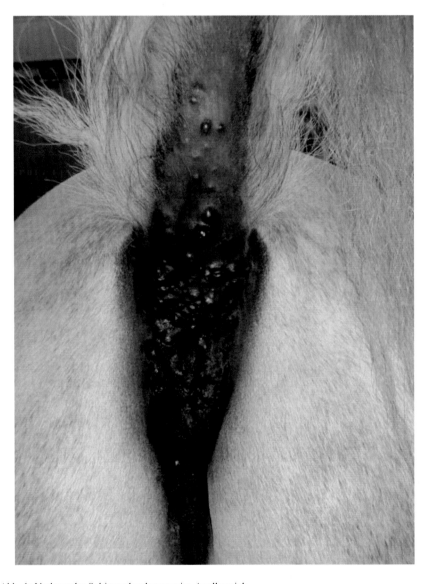

Abb. 1: Verkapselte Schimmelmelanome im Analbereich.

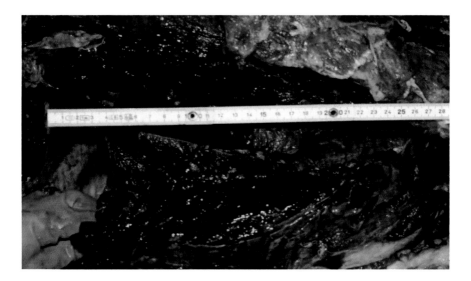

Abb. 2: Schimmelmelanom Metastasen im Bereich des Schulterknorpels

Microarray-basierendes Profiling hat bislang ganz wesentlich zur Entdeckung neuer Wege der Transformation von humanen Melanozyten zu Melanomzellen beigetragen [Übersicht in 9].

Im Rahmen einer umfassenden DNS-Microarray-Analyse wurden von der Melanomgruppe der Europäischen Organisation für Krebsforschung und -therapie (EORTC) 83 primäre Melanome hinsichtlich einer Korrelation zwischen dem jeweiligen Genexpressionsprofil und dem Krankheitsverlauf untersucht. Insgesamt wurden 254 Gene als akkurate Indikatoren für vierjähriges, Metastasen-freies Überleben identifiziert (GREMEL et al. 2009).

Eine andere Gruppe verwendete molekulares Profiling, um den klinischen Verlauf bei Patienten mit Stadium-III-Melanomen vorhersagen zu können. Zu diesem Zweck wurde RNS aus Lymphknoten von 29 Patienten isoliert und einer Microarray-Analyse zugeführt. Ein prädiktiver Datenalgorithmus, der auf der Expression von 21 ausgewählten Genen basierte, erlaubte die verlässliche Unterscheidung von Patienten mit guter und schlechter Prognose (GREMEL et al. 2009) . Dank hochmoderner Sequenzierungsmethoden zweiter Generation ist es seit kurzem möglich, exprimierte Gene (Transkriptome), bekannte Exons (Exome) und komplette Genome aus Tumorproben zu sequenzieren (MEYERSON et al. 2010).

Beim Schimmel gelang es, mittels „identical by descent"(IBD)-Analyse den weißen Phänotyp mit einer 350 kb Region am equinen Chromosom 25 in Zusammenhang zu bringen. Diese Region umfasst vier Gene, i.e. NR4A3 (Mitglied 3 der nuklearen Rezeptorunterfamilie 4, Gruppe A), STX17 (Syntaxin

17), TXNTC4 (Thioredoxindomäne Inhalt 4) und INVS (Inversin). Mittels RT-PCR und Northern-Blot wurde gezeigt, dass alle vier Gene korrekt im Schimmelmelanom exprimiert werden. Mittels Southern-Blot-Analyse von Schimmel- versus Nichtschimmel-DNS wurde allerdings festgestellt, dass das Intron 6 von Schimmel-STX17 eine 4.6 kb große Duplikation enthält. Diese Duplikation (D) war für beide Allele homozygoter (D/D), jedoch nur für ein Allel heterozygoter Schimmel (D/-) nachweisbar, was den Schluss einer direkten Assoziation mit dem weißen Phänotyp nahe legte. Diese Annahme wurde mittels Analyse von 472 homozygoten und 255 heterozygoten Schimmeln sowie 131 Nichtschimmeln zweifelsfrei bestätigt. Interessanterweise wurde im Zuge dieser Untersuchungen auf festgestellt, dass die Häufigkeit von Melanomen, Vitiligo-Flecken und früher Haarpigmentverlust mit dem D/D-Genotyp korreliert, während Fliegenschimmel mehrheitlich mit dem D/- Genotyp assoziiert sind (ROSENGREN et al. 2008).

Diese spannenden Entdeckungen ermutigten uns, das Genexpressionsprofil von Schimmelmelanomen versus intakte Schimmelhaut mittels RNAseq-Methode zu studieren, um so weitere Informationen hinsichtlich der biologischen Mechanismen zu erhalten, die für die Entstehung und Progression von Schimmelmelanomen verantwortlich sind. Im Rahmen dieses Projekts erwarten wir auch Aufschlüsse bezüglich jener Faktoren und Mechanismen, die die häufig beobachtete Verkapselung von Schimmelmelanomen und die damit einhergehende relative Quieszenz der selbigen bedingen.

Literatur

DESSER H, NIEBAUER GW, GEBHART W. Polyamin-und Histamingehalt im Blut von pigmentierten, depigmentierten und melanomtragenden Lipizzanerpferden. Zbl Vet Med, A 1980;27: 45–53

FLEURY C, BÉRARD F, LEBLOND A, FAURE C, GANEM N, THOMAS L. The study of cutaneous melanomas in Camargue-type gray-skinned horses (2): epidemiological survey. Pigment Cell Res 2000;13: 47–51

GEBHART W, NIEBAUER GW. Beziehungen zwischen Pigmentschwund und Melanomatose am Beispiel des Lipizzanerschimmels. Arch Dermatol Res 1977;259: 29–42

GREMEL G, RAFFERTY M,. LAU TYK, GALLAGHER WM. Identification and functional validation of therapeutic targets for malignant melanoma. Crit Rev Oncol Hematol 2009 December 72 (3):194-214

MACGILLIVRAY KC, SWEENEY RW, DEL PIERO F. Metastatic melanoma in horses. J Vet Intern Med 2002;16: 452–456

MAYR B, NIEBAUER GW, GEBHART W, HOFECKER G, KÜGL A, SCHLEGER W. Untersuchungen an peripheren Leukozyten melanomtragender und melanomfreier Schimmelpferde verschiedener Altersstufen. Zbl Vet Med, A 1979;26: 417–427

MEYERSON M, GABRIEL S, GETZ G. Advances in understanding cancer genomes through second-generation sequencing. Nat Rev Genet. 2010 Oct;11(10):685-96.

NIEBAUER GW. Das Melanom beim Schimmelpferd – klinische Aspekte und biologisches Krebsmodell. 7. Arbeitstag. Fachgr.: Pferdekrankh., Hamburg, 1–3 October, 1980. pp. 253–257

Rosengren Pielberg G, Golovko A, Sundström E, Curik I, Lennartsson J, Seltenhammer MH, Druml T, Binns M, Fitzsimmons C, Lindgren G, Sandberg K, Baumung R, Vetterlein M, Strömberg S, Grabherr M, Wade C, Lindblad-Toh K, Pontén F, Heldin CH, Sölkner J, Andersson L. A cis-acting regulatory mutation causes premature hair graying and susceptibility to melanoma in the horse. Nat Genet. 2008 Aug; 40(8):1004-9

Seltenhammer MH, Simhofer H, Scherzer S, Zechner P, Curik I, Sölkner J, Brandt SM, Jansen B, Pehamberger H, Eisenmenger E. Equine melanoma in a Population of 296 grey Lipizzan horses. Equine Vet J 2003; Mar;35(2):153-7

Valentine BA. Equine melanotic tumors: a retrospective study of 53 horses (1988–1991). J Vet Int Med 1995;9: 291-297

.

Sabine Brandt
Research Group Oncology, Equine Clinic, University of Veterinary Medicine, Vienna
Reiterweingut Frank
Sandgasse 1
A - 7142 Illmitz
Tel: 0664 4125707
e-Mail: reiterweingut@aon.at
www.reiterweingut.at

Pigmentzellanomalien beim Münchner Miniaturschwein Troll: Ein porzines Melanommodell

Rüdiger WANKE (München)

Mit 8 Abbildungen

Zusammenfassung

Eine am Institut für Tierpathologie der Ludwig-Maximilians-Universität München etablierte Zuchtlinie des Münchner Miniaturschweins Troll (MMS Troll) zeichnet sich durch eine hohe Spontanrate kutaner Pigmentzellanomalien aus, deren genetische Grundlage durch die Resultate von Zuchtstudien dokumentiert ist. Der histologische Aspekt der porzinen Pigmentzellanomalien weist große Ähnlichkeiten mit diversen humanen Pigmentzellnävus- (Junktions-, Kombinationsnävus) und Melanomvarianten (Melanoma in-situ, oberflächlich spreitendes Melanom, noduläres Melanom) auf. Kutane Melanome können bei Individuen dieser Zuchtlinie bereits bei der Geburt vorhanden sein oder treten postnatal in der Regel innerhalb der ersten 6 Lebensmonate auf, wobei im Rahmen von klinischen Verlaufsstudien bislang regelmäßig eine Melanomentstehung auf der Basis von präexistenten Pigmentnävi beobachtet wurde.

Die Prävalenz kutaner Melanome liegt für die Zuchtlinie im Durchschnitt bei über 40%. Klinische und pathomorphologische Befunde dokumentieren zwei kontrastierende Verlaufsformen des Tumorprozesses beim MMS Troll. Während in zirka 10% der Fälle ein durch generalisierte Metastasierung gekennzeichneter und damit für das Individuum letztlich fataler Verlauf zu konstatieren ist, erfolgt in den übrigen Fällen eine vollständige Spontanregression selbst hochgradig infiltrativ wachsender kutaner Melanome, die von einer fortschreitenden Depigmentierung der Haare, der Haut und der Iris begleitet wird.

Die melanozytären Anomalien dieser Zuchtlinie des MMS Troll bieten ein Modell für das Studium der genetischen Grundlagen der Melanomentstehung und die Analyse der Nävus-Melanom-Sequenz sowie für die Entschlüsselung der Mechanismen der spontanen Melanomregression und der damit assoziierten Vitiligo.

Abstract

A strain of Munich Miniature Swine Troll (MMS Troll) with a high spontaneous rate of cutaneous melanocytic abnormalities has been established at the Institute of Veterinary Pathology, Ludwig-Maximilians-Universität, Muenchen, Germany. Melanocytic lesions in MMS Troll are genetically determined, as evidenced by breeding studies. Histological evaluation of pigmented skin lesions of MMS Troll revealed remarkable similarities to various melanocytic skin lesions of human origin including various types of melanocytic nevi (junctional nevi, compoung nevi) as well as subsets of cutaneous melanoma

(melanoma in situ, superficial spreading melanoma, nodular melanoma). Cutaneous melanomas (CM) in MMS Troll may be either present at birth or may develop after birth, usually within the first six months of life. Postnatally developing CM were consistently found to arise from preexisting melanocytic nevi. The overall prevalence of CM in this strain of MMS Troll corresponds to more than 40%. There are two diametrically opposed clinical courses in CM-bearing MMS Troll. CM in MMS Troll proved fatal with widespread metastases in some 10% of CM-bearing swine or underwent complete spontaneous regression with 90% of CM-bearing MMS Troll maturing into adulthood with no recurrence of malignancy. Regression of CM in MMS Troll is regularly associated with both local and generalized depigmentation including the hair, the skin and the iris of the eye. Thus, the melanocytic lesions in this strain of MMS Troll provide a model to investigate genetic factors involved in melanomagenesis as well as the cellular and molecular events of a melanocytic nevus-to-melanoma sequence and to study mechanisms involved in melanoma-regression and melanoma-associated vitiligo.

Das maligne Melanom galt über lange Zeit als seltene Krebsform. Dies hat sich zwischenzeitlich grundlegend geändert. Seit nunmehr fünf Dekaden wird weltweit bei der kaukasischen Bevölkerung ein kontinuierlicher Anstieg der Inzidenz des kutanen malignen Melanoms verzeichnet und aktuellen Studien zufolge muss damit gerechnet werden, dass dieser Trend sich auch in dieser und der kommenden Dekade fortsetzen wird (GARBE & LEITER, 2009).

In Europa gehört das maligne Melanom inzwischen zu den zehn häufigsten soliden Malignomentitäten und stellt in Ländern mit besonders hoher Melanominzidenz wie etwa Australien bereits die vierthäufigste Krebsart dar (FERLAY et al. 2010). Die besorgniserregende Häufigkeitszunahme dieser außerordentlich bösartigen Tumorart und deren damit stetig zunehmende medizinische Bedeutung haben das maligne Melanom zu einem Gegenstand intensiver Forschungstätigkeit werden lassen.

Die Aetiopathogenese des malignen Melanoms ist heterogen und umfasst endogene sowie exogene Faktoren und deren komplexe Interaktionen. Als wesentlicher exogener Risikofaktor für die Melanomentstehung gilt die übermäßige Einwirkung ultravioletter Strahlung, insbesondere die intensive, akut-intermittierende UV-Exposition im Kindesalter (siehe auch Beitrag TRAUTINGER). Zu den konstitutionellen Risikofaktoren gehören helle Haut und Haarfarbe, Sonnenbrandempfindlichkeit sowie zahlreiche Pigmentzellnävi (PSATY et al. 2010). Einen wichtigen weiteren Risikofaktor für die Entwicklung eines malignen Melanoms stellt das Auftreten von Melanomen innerhalb der Familie dar. Etwa 10% der Melanomfälle liegt eine erbliche Disposition zugrunde und bei einem Teil dieser Fälle konnten Keimbahnmutationen in bislang identifizierten Melanom-Suszeptibilitätsgenen nachgewiesen werden (BLOETHNER et al. 2009).

Wenngleich in der Melanomforschung in den letzten Jahren fraglos enorme Fortschritte erzielt wurden, so sind doch zentrale Melanom-relevante Fragestellungen nur völlig unzureichend geklärt. Einen wesentlichen Beitrag zu einem besseren Verständnis der Pathobiologie des malignen Melanoms können geeignete Tiermodelle leisten. Als Großtiermodell für das maligne Melanom bietet sich eine am Institut für Tierpathologie der Ludwig-Maximilians-Universität München etablierte Zuchtlinie des Münchner Miniaturschweins Troll (MMS Troll) an. Das MMS Troll wurde Anfang der 1980er Jahre als neuartige Zwergschweinerasse gezielt für biomedizinische Untersuchungszwecke entwickelt (SAMBRAUS 1987). Die bei Individuen der MMS Troll-Population im Rahmen der Routinediagnostik am Institut für Tierpathologie der Ludwig-Maximilians-Universität München festgestellten kutanen Melanome (WANKE & BRÄUER, 1986) waren der Anlass für den Aufbau einer institutseigenen Zuchtlinie, wobei ein männliches Tier mit kutanem Melanom und zwei weibliche Tiere der MMS Troll-Basispopulation Gründertiere waren. Bei Individuen dieser Linie lassen sich zwei Phänotypvarianten unterscheiden. Zum einen handelt es sich um hellhäutige Tiere mit rötlicher Körperbehaarung, zum anderen um Tiere mit hellgrauer oder hellbräunlicher Haut und schwarzer Körperbehaarung (Abb. 1).

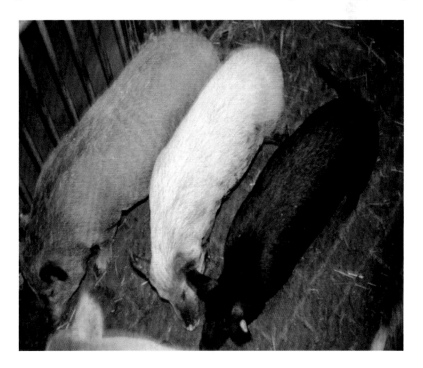

Abb. 1: Phänotypvarianten des Münchner Miniaturschweins Troll. Individuen mit rötlicher (links) respektive schwarzer Körperbehaarung (rechts), in der Mitte ein MMS Troll mit weitgehender Depigmentierung der ursprünglich schwarzen Körperbehaarung nach kompletter Melanomregression.

Das Spektrum der bei MMS Troll dieser Zuchtlinie zu beobachtenden Pigmentzellanomalien der Haut umfasst sowohl melanozytäre Nävi als auch Melanome. Zuchtstudien belegen die hereditäre Genese der kutanen Pigmentzellanomalien beim MMS Troll, wobei Segregationsanalysen darauf hinweisen, dass für die Pigmentnävi ein anderer Vererbungsmodus wirksam ist als für die Melanome (MÜLLER et al. 2000). Die in der Regel bereits bei der Geburt vorhandenen und bei den heranwachsenden Tieren sowohl an Zahl als auch Größe zunehmenden Pigmentnävi stellen sich makroskopisch als flache oder leicht über das Hautniveau erhabene, homogen dunkelbraune oder nahezu schwarze Hautveränderungen dar (Abb. 2).

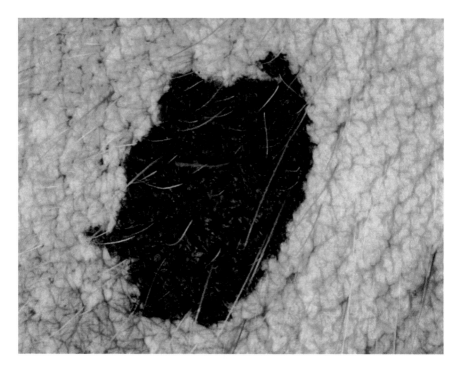

Abb. 2: Makroskopischer Aspekt eines Pigmentnävus beim Münchner Miniaturschwein Troll.

Das histologische Bild dieser porzinen Pigmentnävi ist nicht einheitlich, wobei vergleichende, unter Berücksichtigung human-dermatologischer Kriterien durchgeführte Untersuchungen eine weitgehende Übereinstimmung mit diversen Pigmentnävustypen des Menschen ergaben (WANKE et al. 1998). Im Wesentlichen lassen sich histologisch unterscheiden

a) eine basale Hyperplasie von Melanozyten, vergleichbar der Lentigo simplex des Menschen,

b) in der dermo-epidermalen Junktionszone und überwiegend an der Spitze verlängerter Reteleisten gelegene Pigmentzellnester, dem menschlichen Junktionsnävus vergleichbar (Abb. 3) und

c) sowohl an der dermoepidermalen Grenzzone als auch in der Dermis lokalisierte Pigmentzellnester, vergleichbar dem humanen Compound- oder Kombinationsnävus.

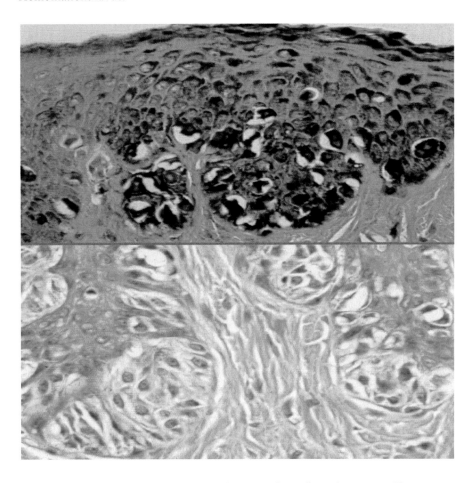

Abb. 3: Histologischer Aspekt eines porzinen (MMS Troll) melanozytären Nävus vom Junktionstyp. Pigmentzellnester an der dermoepidermalen Grenzzone, Hyperpigmentierung der Keratinozyten, Färbung H&E (obere Bildhälfte), junktionale Nävuszellnester in verlängerten Reteleisten. Färbung H&E nach Melaninbleichung mit Wasserstoffperoxid (untere Bildhälfte).

Die porzinen Melanome präsentieren sich makroskopisch als deutlich erhabene bis knotige schwarzbraune Umfangsvermehrungen der Haut, die histologisch große Ähnlichkeit mit diversen Melanomvarianten des Menschen (oberflächlich spreitendes Melanom, noduläres Melanom) (siehe auch Beitrag MÜLLEGGER) aufweisen (WANKE et al. 2000). Kutane Pigmentzellanomalien sind bei etwa 80% der Individuen der MMS Troll-Zuchtlinie feststellbar, wobei die durchschnittliche Melanomprävalenz bei über 40 % liegt. Kutane Melanome sind bei MMS Troll teilweise bereits bei der Geburt vorhanden (ein Drittel der Fälle) oder entwickeln sich postnatal ganz überwiegend innerhalb der ersten 6 Lebensmonate und in aller Regel auf der Basis von präexistenten melanozytären Nävi (Abb. 4).

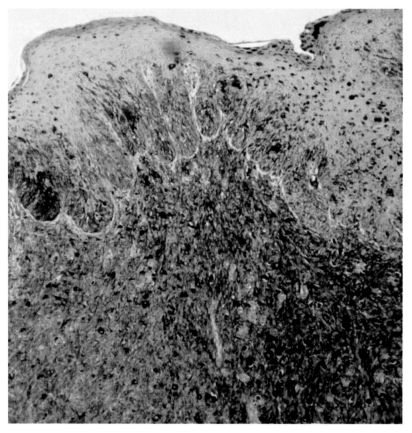

Abb. 4: Histologische Übersichtsaufnahme eines postnatal auf der Basis eines melanozytären Nävus entstandenen, infiltrativ wachsenden Melanoms beim MMS Troll. Färbung H&E

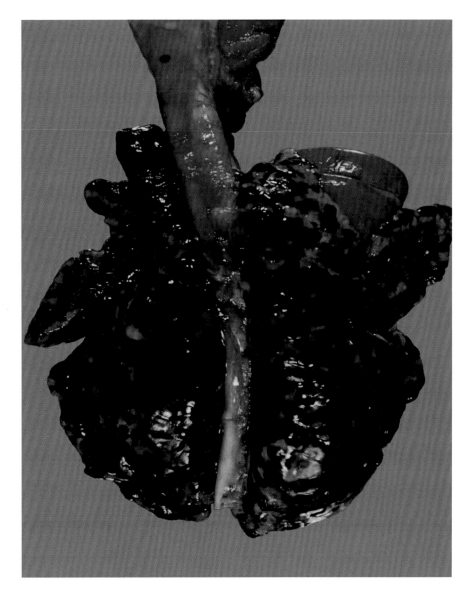

Abb. 5: Multiple Melanommetastasen in der Lunge eines mehrere hochgradig infiltrativ wachsende kutane Melanome aufweisenden MMS Troll.

Klinische und pathomorphologische Untersuchungen ergaben bei melanombehafteten MMS Troll zwei kontrastierende Verlaufsformen des Tumorprozesses. Ein für das betroffene Individuum letztlich fataler, durch hochgradige generalisierte Metastasierung mit Makrometastasen in zahlreichendagegen ohne jegliche äußere Einflussnahme zu einer kompletten Regression selbst hochgradig invasiv wachsender Melanome im Sinne einer Spontanheilung, wie Langzeitstudien mit bis zu zehnjährigem Beobachtungszeitraum dokumentieren.

Pathomorphologische Befunde sprechen dafür, dass auch Lymphknotenmetastasen des kutanen Melanoms, die bei 40% der untersuchten melanombehafteten Tiere nachgewiesen werden konnten (WANKE et al. 1998), in den Regressionsprozess einbezogen werden können. Begleitet wird die Melanomregression beim MMS Troll von einer fortschreitenden Depigmentierung der Haare, der Haut (Abb. 1 und 6) und der Iris.

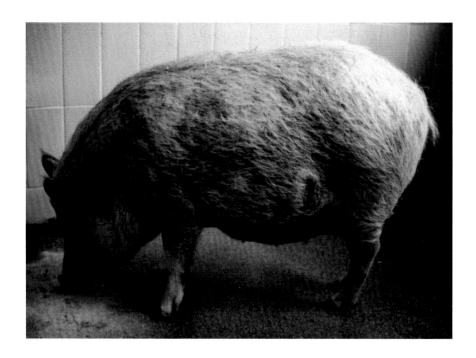

Abb. 6: In Regression befindliches Melanom im Abdominalbereich eines zu diesem Zeitpunkt dreijährigen MMS Troll, bei dem ferner eine Depigmentierung der ursprünglich schwarzen Behaarung sowie der Haut in der Umgebung des Tumors wie auch landkartenartig am gesamten Körper zu erkennen ist. Die histologische Untersuchung einer bei diesem Tier im Alter von 6 Monaten aus dem Tumor entnommenen Biopsieprobe hatte ein die Dermis massiv infiltrierendes Melanom ergeben.

Histologisch finden sich in der Regressionsphase in der Peripherie und innerhalb der Melanome lokalisierte Infiltrate aus Lymphozyten und pigmenthaltigen Makrophagen. Mittels Immunphänotypisierung der aus in Regression befindlichen porzinen Melanomen isolierten Lymphozyten konnte gezeigt werden, dass es sich hierbei in erster Linie um aktivierte T-Lymphozyten handelt (WANKE et al 2001). Diese Befunde weisen auf die Bedeutung zellvermittelter immunologischer Mechanismen bei der Tumorregression hin. Nach erfolgter Regression stellt sich der ursprüngliche Tumorbereich als depigmentiertes und in der Regel stellenweise graublau gefärbtes Hautareal dar (Abb. 7).

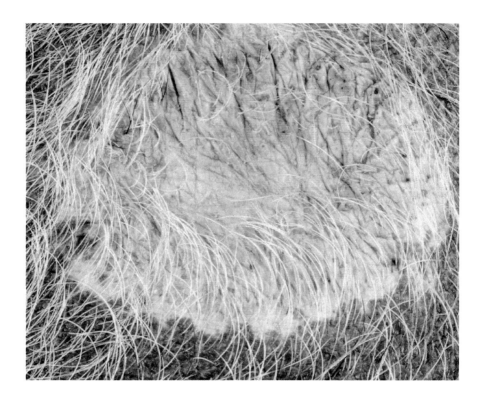

Abb. 7: Terminalstadium der Melanomregression. Der Tumorbereich präsentiert sich makroskopisch bei dem in Abb. 6 dargestellten MMS Troll im Alter von 4 Jahren als depigmentiertes und stellenweise graubläuliches Hautareal.

Das histologische Bild des Terminalstadiums der Regression ist gekennzeichnet durch eine Fibrose und vermehrte Vaskularisierung der Dermis sowie bevorzugt perivaskulär lokalisierte Ansammlungen von Melanophagen. Melanomzellen sind in diesem Stadium nicht mehr nachweisbar (Abb. 8).

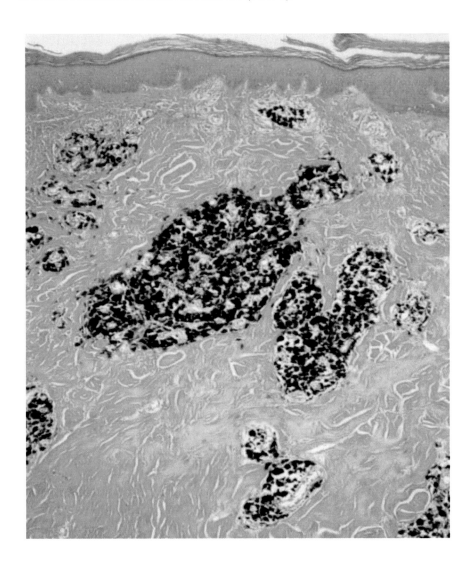

Abb. 8: Zustand nach kompletter Melanomregression. Nach erfolgter Regression sind in dem ursprünglichen Tumorbereich (Abb. 7) histologisch Melanophagenansammlungen in der Umgebung proliferierter Blutgefässe und eine Koriumfibrose, jedoch keine Melanomzellen mehr nachweisbar. Färbung H&E

Diese Zuchtlinie des MMS Troll bietet damit ein wertvolles Großtiermodell für die vergleichende Melanomforschung, welches Parallelen zum Sinclair Miniaturschwein (HOOK et al. 1982) und zum Melanoma-bearing Libechov Minipig (VINCENT-NAULLEAU et al. 2004) aufweist. Die Pigmentzellanomalien des MMS Troll bieten sich an als Modell für die Untersuchung der genetischen Grundlagen des hereditären Melanoms und die Analyse der Nävus-assoziierten Melanomentstehung sowie für die Entschlüsselung der Mechanismen der Melanomregression und der Melanom-assoziierten Vitiligo.

Literatur

BLOETHNER S, SCHERER D, DRECHSEL M, HEMMINKI K, KUMAR R: Malignant melanoma – a genetic overview. Actas Dermosifiliogr 100, Suppl.1 (2009), 38-51.

FERLAY J, SHIN HR, BRAY F, FORMAN D, MATHERS C AND PARKIN DM.: GLOBOCAN 2008 v1.2, Cancer Incidence and Mortality Worldwide: IARC CancerBase No.10 [Internet]. Lyon, France: International Agency for Research on Cancer; (2010). Available from: http://globocan.iarc.fr

GARBE C, LEITER U: Melanoma epidemiology and trends. Clin Dermatol 27 (2009), 3-9.

HOOK RR, BERKELHAMMER J, OXENHANDLER RW: Animal model of human disease. Melanom: Sinclair swine melanoma. Am J Pathol 108 (1982), 130-133.

MÜLLER S, WANKE R, HERMANNS W, DISTL O: Segregation von Pigmentzellanomalien bei Kreuzungen zwischen dem Münchener Miniaturschwein Troll und der Deutschen Landrasse. Arch Tierz Dummerstorf 43 (2000), 277-286.

PSATY EL, SCOPE A, HALPERN AC, MARGHOOB AA: Defining the patient at high risk for melanoma. Int J Dermatol 49 (2010), 362-76.

SAMBRAUS HH (Hrsg.): Münchener Miniaturschwein Troll. In: Atlas der Nutztierrassen, 2. Aufl., Ulmer, Stuttgart 1987, 248.

VINCENT-NAULLEAU S, LE CHALONY C, LEPLAT JJ, BOUET S, BAILLY C, SPATZ A, VIELH P, AVRIL MF, TRICAUD Y, GRUAND J, HORAK V, FRELAT G, GEFFROTIN C: Clinical and histopathological characterization of cutaneous melanomas in the melanoblastoma-bearing Libechov minipig model. Pigment Cell Res 17 (2004), 24-35.

WANKE R, BRÄUER H: Spontane Melanome in einer Sonderlinie des Münchener Miniaturschweins Troll. Berl Münch Tierärztl Wschr 99 (1986), 69.

WANKE R, HEIN R, RING J, HERMANNS W: Munich miniature swine Troll (UM-line): A porcine model of hereditary cutaneous melanoma. J Invest Dermatol 110 (1998), 722.

WANKE R, STERR K, KELLER E, WOLF G, HEIN R, HERMANNS W, BÜTTNER M: Kutane Pigmentzellanomalien beim Münchner Miniaturschwein Troll als Modell in der vergleichenden Melanomforschung. Bericht des 24. Kongresses der Deutschen Veterinärmedizinischen Gesellschaft e.V., Verlag der Deutschen Veterinärmedizinischen Gesellschaft e.V., Giessen 2001, 351-356.

WANKE R, STERR K, PLENDL P, RING J, HERMANNS W, HEIN R: Porcine model (Munich miniature swine Troll) of cutaneous melanoma: biologic and pathomorphologic features. Pigment Cell Res 13 (2000), 397.

Univ. Prof. Dr. Dr. Rüdiger Wanke
Professur für Molekulare und Experimentelle Pathologie,
Institut für Tierpathologie, Zentrum für Klinische Tiermedizin, Ludwig-
Maximilians-Universität München
Veterinärstraße 13
80539 München
Telefon: +49 (0) 89 / 2180-2854
Fax: +49 (0) 89 / 2180-2544
e-Mail: wanke@patho.vetmed.uni-muenchen.de

Erfahrungen mit Tiermodellen für humane Melanome

Stefan WAGNER, Heimo BREITENEDER und Christine HAFNER (Wien)

Zusammenfassung

Das maligne Melanom ist bekannt für seine Resistenz gegenüber konventionellen Therapiemethoden sowie für sein aggressives klinisches Verhalten und das späte Auftreten von Metastasen. Das ideale Tiermodell für das humane Melanom sollte die Erkrankung möglichst exakt widerspiegeln, insbesondere die molekulare Genetik des humanen Melanoms und im Weiteren die Möglichkeit zur genetischen und immunologischen Manipulation bieten.

Die Grundlagenforschung würde sehr vom Vorhandensein relevanter Tiermodelle für das Melanom profitieren, mit welchen wichtige Fragen experimentell beantwortet werden könnten. Während der letzten Jahrzehnte haben konventionelle transgene Technologien und Gen-knockout Technologien wesentliche experimentelle Beiträge für die Entwicklung von Tumormodellen geleistet. Sie sind ebenfalls wesentlich für die Evaluierung von neuen medikamentösen Strategien und für die Identifizierung der Funktion von Genen. Global gesprochen helfen sie beim Finden von Antworten auf fundamentale Fragen in der Grundlagenforschung wie auch in der translationalen Forschung.

In diesem Zusammenhang wurde auch sehr schnell klar, dass durchaus Bedarf an verbesserten Tiermodellen für das Melanom besteht. Ein gutes Basiswissen über das Potential von Melanom-Modellen ist vorteilhaft für alle an diesem experimentellen Werkzeug interessierten Forscher. In dieser Übersicht diskutieren wir eine Auswahl der derzeit vorhandenen Transplantationsmodelle ebenso wie transgenen Modelle und gehen im Besonderen auf die praktischen Aspekte, fundamentalen Prinzipien und Erfolge in diesem Feld der biomedizinischen Forschung ein.

Abstract

Malignant melanoma is noteworthy for its therapeutic resistance, aggressive clinical behavior, and predisposition for late metastasis. An ideal animal model of melanoma would accurately recapitulate the human disease, particularly the molecular genetics of melanoma.

Furthermore, it should be amenable to genetic and immunologic manipulation. Basic melanoma research would benefit greatly from the availability of relevant animal models of melanoma, in which unanswered questions could be experimentally addressed. During the last decades, conventional transgenic and gene knockout technologies have become invaluable experimental tools for modelling malignant diseases, assigning functions to genes, evaluating drugs and toxins, and by and large helping to answer fundamental questions in basic and applied research.

In addition, the growing demand for more sophisticated animal models of melanoma has also become increasingly evident. Good state-of-principle knowledge about the enormous potential of melanoma models will be beneficial for any researcher interested in using these experimental tools. In this review, we will discuss a representative selection of currently available transplantation and transgenic melanoma models and will focus on practice, pivotal principles, and progress in this area of biomedical research.

Einleitung

Zellkultur-Experimente haben zu vielen Fortschritten im Verständnis um die Physiologie und Pathologie von Erkrankungen geführt. Dennoch erfordert die Komplexität biologischer Prozesse oftmals auch *in vivo* Analysen. Aus diesem Grund dienen beim Melanom Tiermodelle einerseits zur Untersuchung von Proteinfunktionen, aber auch zur Aufklärung biologischer Mechanismen sowie zur kritischen Evaluierung neuer therapeutischer Substanzen bzw. Therapien. Dabei ist die richtige Auswahl des Tiermodells von höchster Bedeutung, da es nur eine Annäherung an den Menschen sein kann. Zudem muss bedacht werden, dass das Fortschreiten/die Entwicklung von Tumoren sowie die Bildung von Metastasen komplexe, multifaktorielle Prozesse sind, die auf heterogene Primärtumore zurückzuführen sind (TALMADGE et al, 2007).

In der Melanomforschung ist die Maus das gängigste Tiermodell. Dabei kommen hauptsächlich 3 verschiedene Modelle zum Einsatz, auf die in den nächsten Kapiteln genauer eingegangen wird.

Das syngene Transplantationsmodell

Syngene Transplantationsmodelle werden seit beinahe 50 Jahren vor allem für die Testung von neuen Therapieformen verwendet. Neben Modellen wie dem Harding-Passey Melanom in BALB/c x DBA/2F1 Mäusen (MAGUIRE, 1975) oder dem Cloudman S91 Melanom in DBA/2 Mäusen (NORDLUND & GERSHON, 1975) wurde und wird am häufigsten das B16 Melanom in C57BL/6 Mäusen verwendet (FIDLER et al, 1976; FIDLER & NICOLSON, 1976). B16 ist eine murine Tumorzelllinie, die von einem spontan in C57BL/6 Mäusen entstandenem Melanom herrührt/herstammt (FIDLER & NICOLSON, 1976). B16 Zellen sind schwach immunogen und exprimieren einen nur niedrigen Level von MHC Klasse I Molekülen auf ihrer Oberfläche. Dennoch exprimieren B16 Zellen Melanomantigene wie das Tyrosinase-verwandte Protein 2 (TRP-2) oder gp100, die als gute Zielstrukturen für verschiedene Therapien dienen können.

In den folgenden Subkapiteln werden verschiedene Therapieansätze und ihre Erfolge im syngenen Transplantationsmodell besprochen. Dabei wurden hauptsächlich Arbeiten mit dem TRP-2 Molekül ausgesucht, um die verschiedenen Ansätze besser in Relation setzen zu können. Das Tyrosinase-verwandte Protein (TRP-2) gehört zu den Differenzierungsantigenen und wird im humanen wie auch murinen Gewebe sowohl von normalen wie auch malignen Melanozyten exprimiert (BLOOM et al, 1997; WANG et al, 1996).

Vakzinierung mit rekombinanten Viren

Das Prinzip einer auf Viren basierenden Vakzine besteht darin, dass Viren starke Immunantworten auslösen. So wurden rekombinante Viren hergestellt, die auch für Tumorantigene kodierende Gene beinhalten, und in B16 Modellen getestet.

In einer Studie wurden dabei rekombinante Adenoviren verwendet, die entweder das humane TRP-2 oder das murine homologe Protein exprimierten (STEITZ et al, 2000). Mit diesen Viren wurden C57/BL6 Mäuse immunisiert. Anschließend wurden in diesen Mäusen mit B16 Melanomzellen entweder viszerale Metastasen oder subkutane Tumore etabliert. Dabei zeigte sich, dass die Immunisierung mit dem humanen TRP-2 die Mäuse gänzlich vor der Bildung von viszeralen Metastasen schützte und 50% der Tiere auch tumorfrei blieben, wenn die Zellen subkutan zur Bildung eines Melanoms verabreicht wurden.
Im Gegensatz dazu kam es bei der Immunisierung mit dem murinen TRP-2 nur zu einer Verminderung der Anzahl an Metastasen und zu keinem Schutz vor der Entwicklung subkutaner Melanometastasen. Die Autoren zogen aus ihren Ergebnissen den Schluss, dass Vakzinierung mit rekombinanten Adenoviren ein erfolgversprechender Ansatz wäre, zudem eine Immunisierung mit einer xenogenen Form eines Selbst-Antigens eine stärkere und wirksamere Form der Vakzine darstelle.

Das große Problem bei dieser Art von Impfung ergibt sich daraus, dass eine mehrmalige Verabreichung der Vakzine eine anti-virale Immunität hervorruft, die in Folge die Viren bekämpft und die Vakzine unwirksam macht. Zudem wirkt diese Impfung nur im prophylaktischen nicht aber im therapeutischen Ansatz. Um dieses Problem zu lösen, wurde eine Vakzine basierend auf Alphaviren, die murines TRP-2 exprimieren, entwickelt und im B16 Modell getestet (AVOGADRI et al, 2010). Es zeigte sich, dass in einem prophylaktischen Ansatz, d. h. die Impfung wurde vor der Tumorsetzung verabreicht, es zu einer signifikanten Verzögerung der Tumorentstehung kam und diese auch lange anhielt.

Im therapeutischen Ansatz, d. h. die Impfung wurde erst nach der Tumorsetzung verabreicht, wurde ein ähnliches Bild beobachtet. Wurden die Tumorzellen subkutan verabreicht kam es zu einem Schutz vor der Tumorbildung, wurden die Tumorzellen intravenös verabreicht, kam es zu einer verringerten Bildung von pulmonalen Metastasen. Interessanterweise zeigten die Forscher in dieser Studie, dass die messbaren Resultate - wie bei solchen Vakzinen beschrieben - nicht nur auf die Wirkung von zytotoxischen CD8$^+$ T-Lymphozyten zurückzuführen waren. Zusätzlich zur Bildung von CD8$^+$ T-Zellen kam es auch zur Bildung von TRP-2 spezifischen Antikörpern, die mittels antikörper-vermittelter Zytotoxizität (ADCC) die Wirkung der Vakzine verstärkten.

DNA Vakzine

Bei dieser Art von Vakzine wird DNA, die für ein Melanomantigen kodiert, in Form eines sogenannten Plasmids mit Hilfe einer „Gene Gun" in die Haut initiiert. Damit soll das Antigen im Körper selbst hergestellt werden und eine Immunantwort dagegen induziert werden.

Eine solche Vakzine wurde im B16 Modell mit humanem wie auch murinem TRP-2 getestet (BOWNE et al, 1999). Nur das humane TRP-2 war dabei in der Lage, die Bildung von Metastasen um bis zu 80% zu verringern, wenn Mäuse mit der DNA Vakzine behandelt wurden, nachdem ihnen Melanomzellen intravenös verabreicht worden waren. Der Effekt dürfte dabei sowohl auf zytotoxische T-Zellen wie auch auf Antikörper zurückzuführen gewesen sein. Interessanterweise dürfte auch diese Art von Vakzine ausschließlich mit einer xenogenen Form des Selbstantigens funktionieren.

Vakzine bestehend aus dendritischen Zellen

Dendritische Zellen (DCs) gelten als die wirkungsvollsten antigenpräsentierenden Zellen und haben damit eine wichtige Rolle in der Aktivierung von T-Lymphozyten. Daher wurden DCs als Tumorvakzine getestet, indem sie mit synthetischen oder natürlichen Peptiden von Tumorantigenen oder mit RNA kodierend für Tumorantigene beladen, mit Vektoren für verschiedene Proteine transfiziert oder gar mit ganzen Tumorzellen fusioniert wurden (TIMMERMAN & LEVY, 1999).

Mit dem Peptid TRP-$2_{181-188}$, einem immundominanten T-Zellepitop des TRP-2 Moleküls, wurden in einer Studie DCs beladen, die aus dem Knochenmark von Mäusen gewonnen und dann mit den Wachstumsfaktoren GM-CSF und IL-4 stimuliert wurden (BELLONE et al, 2000). C57BL/6 Mäusen wurden diese DCs dann subkutan injiziert und zwar bevor oder nachdem den Mäusen mit B16 Zellen subkutan Tumore gesetzt wurden. Dabei zeigte sich, dass bei 60% der Mäuse keine Tumore entstanden, wenn sie vor der Tumorsetzung mit der Vakzine behandelt wurden. Bei 40% der Mäuse kam es zu einem verzögerten Wachstum der Tumore, wenn die Vakzine nach der Tumorsetzung verabreicht wurde. Der Erfolg der Therapie wurde dabei hauptsächlich auf zytotoxische CD8[+] T-Zellen zurückgeführt.

Tumorzellen als Vakzine

B16 Zellen sind nur schwach immunogen. Versuche, in denen Mäuse mit bestrahlten Tumorzellen geimpft wurden, führten zu keinem Schutz vor B16

Melanomen (DRANOFF et al, 1993). Die Strategie, mit Tumorzellen zu impfen, wurde aber weiterentwickelt. Eine erste Verbesserung wurde erzielt, indem B16 Zellen mit dem Gen für GM-CSF transfiziert wurden. Dadurch sezernierten die Zellen kontinuierlich GM-CSF, was dazu führte, dass Mäuse, die mit diesen Zellen immunisiert wurden, langanhaltend vor einer Tumorentstehung infolge der Verabreichung von B16 Zellen geschützt waren (DRANOFF et al, 1993). Therapeutisch erfolgreich war der Ansatz, in dem GM-CSF sezernierende B16 Zellen noch mit einer Blockade des CTLA-4 Moleküls kombiniert wurde (VAN ELSAS et al, 1999). Diese Kombination führte zu einem langanhaltenden Überleben von 80% der Mäuse, wenn diesen nach der Tumorsetzung mit B16 Zellen die Vakzine verabreicht wurde. Der positive Effekt der Vakzine wurde zytotoxischen $CD8^+$ T-Zellen und NK Zellen zugeschrieben. Die Kombination, nur bestehend aus B16 Zellen und der Blockade von CTLA-4, zeigte dabei keinen Schutz vor der Tumorentstehung. Bemerkenswert ist, dass die Verabreichung von humanen anti-CTLA-4 Antikörpern mittlerweile eine zugelassene Therapie zur Behandlung des metastasierten Melanoms ist.

Peptidvakzine

Der Idee folgend, dass antigen-spezifische T-Lymphozyten Tumore bekämpfen können, wurden sogenannte T-Zell Peptide, die gezielt zytotoxische T-Zellen induzieren sollen, getestet. In einer Studie wurde das Peptid $TRP-2_{180-188}$ gemeinsam mit Oligodesoxynukleotiden (ODN), die unmethylierte CpG Motive (CpG ODN) enthielten, verabreicht, wobei dies im therapeutischen Modell zu keiner Inhibition des Wachstums von B16 Melanomen führte (KOCHENDERFER et al, 2006). Die Funktion von CpG ODNs ist dabei die Erhöhung der Expression von kostimulatorischen Molekülen und die Erhöhung der Produktion von gewissen Zytokinen.

Die verwendete Vakzine bestehend aus dem Peptid $TRP-2_{180-188}$ und CpG ODN wurde durch die Gabe von IL-2 ergänzt und führte zu einer starken Inhibition des Melanomwachstums (KOCHENDERFER et al, 2006). Es zeigte sich, dass die absolute Anzahl von $CD8^+$ T-Zellen durch die Gabe der Impfung um das über 200-fache anstieg. Genaue Untersuchungen ergaben, dass nur die Kombination von CpG ODN und IL-2 für diesen Effekt verantwortlich waren, IL-2 alleine in Kombination mit der Peptidvakzine erzielte keinen Erfolg. Die Inhibition des Melanomwachstums konnte auf die erhöhte Anzahl der $CD8^+$ T-Zellen zurückgeführt werden, da die Entfernung der $CD8^+$ T-Zellen in Mäusen die Inhibition des Tumorwachstums aufhob.

Adoptiver T-Zell Transfer

Ein großes Problem bei den bis jetzt beschriebenen Vakzinierungsstrategien stellt die Tatsache dar, dass keine der Vakzinen fähig ist, große tastbare

Melanommetastasen effektiv zu bekämpfen. Dies wurde jedoch in einer Studie erreicht, in der ein adoptiver Transfer von T-Zellen spezifisch für das Melanomantigen gp100 gemeinsam mit einer Peptidvakzine und IL-2 als Wachstumsfaktor für T-Zellen C57BL/6 Mäusen mit etablierten B16 Tumoren verabreicht wurde (OVERWIJK et al, 2003). Die transferierten Zellen wurden dabei aus einer pmel-1 transgenen Maus gewonnen. Pmel-1 ähnelt pmel-17, dem murinen homologen Protein des humanen gp100, ein Enzym, das bei der Pigmentsynthese beteiligt ist und in der Mehrzahl von malignen Melanomen exprimiert wird.

Diese Art von Vakzine wurde noch in ähnlichen Ansätzen erfolgreich im B16 Modell getestet. Ein adoptiver Transfer von pmel-1 Zellen gemeinsam injiziert mit IL-2 und Peptiden des humanen gp100 Proteins oder mit rekombinanten Vakziniaviren bzw. Vogelpockenviren, die für das humane gp100 kodierten, waren ebenso erfolgreich in der Bekämpfung der bestehenden Tumore wie ein Ansatz bestehend aus adoptivem Zelltransfer kombiniert mit gp100 Peptiden gefolgt von Injektionen mit anti-CD40 Antikörpern. Weiters erwies sich auch die Kombination aus adoptivem Zelltransfer und der Verabreichung von IL-2 gemeinsam mit DCs gepulst mit gp100 Peptiden als höchst wirkungsvoll (zusammengefasst in KOCHENDERFER & GRESS, 2007).

Wie an den teils schon einigen Jahren zurückliegenden Publikationen in diesem Kapitel ersichtlich, wird schon geraume Zeit an der Entwicklung von verschiedenen Vakzinen gegen das Melanom gearbeitet, und diese wurden auch in großer Vielzahl im Mausmodell getestet. Dabei muss erwähnt werden, dass ein Tiermodell stets ein artifizielles Modell darstellt und die Haut der Maus sich doch deutlich z. B. in der Lokalisation der Melanozyten von der des Menschen unterscheidet (BECKER et al, 2010). Dies bedeutet, dass das Tiermodell nur eine Annäherung an das menschliche System darstellen kann und die im Tiermodell erzielten Ergebnisse ein Hinweis aber keine Garantie für ähnliche Ergebnisse im Menschen sein können.

Viele der in diesem Kapitel erwähnten Therapiekonzepte sind in klinischen Studien getestet worden. Dabei fiel auf, dass eine Immunantwort, basierend auf CD8$^+$ T-Zellen in den Patienten, meistens erfolgreich induziert werden konnte, dies aber nur mit geringen klinischen Erfolgen einherging. Deshalb hat auch keine der beschriebenen Strategien Einzug in den klinischen Alltag zur Bekämpfung des malignen Melanoms gefunden. Dies liegt sicherlich auch daran, dass einige Ansätze nur mit xenogenen Antigenen im Mausmodell erfolgreich waren, was keinen realistischen Ansatz als Immuntherapie für den Menschen darstellt.

Weiters ist die Herstellung einiger Bestandteile der Vakzine wie dendritische Zellen und T-Zellen für den adoptiven T-Zelltransfer für jeden Patienten individuell durchzuführen, was ein fast unmögliches Hindernis in Zeitaufwand und Ressourcen für den täglichen klinischen Betrieb darstellt, sodass diese Ansätze derzeit ausschließlich im Rahmen von klinischen Studien an hochspezialisierten Zentren duchgeführt werden können. Dennoch bilden die

Ergebnisse der unterschiedlichen Studien eine wichtige Grundlage für die Entwicklung von neuen bzw. die Weiterentwicklung von bestehenden Immuntherapiekonzepten.

Das Modell mit genetisch modifizierten Tieren am Beispiel BRAF

Genetisch modifizierte Tiere dienen hauptsächlich zur Aufklärung von Mechanismen oder der dem Nachweis der Beteiligung von bestimmten Proteinen in der Tumorentstehung oder Tumorprogression. Als Beispiel dafür sei hier das Protein BRAF aufgezeigt.

BRAF ist in den letzten Jahren zu einem der meist beforschten Proteine bezüglich Tumorentstehung und möglichen Therapien geworden. Dem sogenannte RAS-RAF-MEK-ERK Signaltransduktionsweg wurde schon vor längerer Zeit eine Beteiligung an der Tumorentstehung zugeschrieben (HALILOVIC & SOLIT, 2008). Mittels dieses Signaltransduktionswegs werden extrazelluläre Signale wie die von Wachstumsfaktoren oder Hormonen zum Zellkern befördert, wodurch es anschließend zur Expression von bestimmten Genen, welche die Zellproliferation, Differenzierung und das Überleben der Zelle regulieren, kommt (MCCUBREY et al, 2008). RAF ist eine Serin-Threonin Kinase und bekommt ihr Signal von RAS, wobei mutiertes RAF auch ohne dieses Signal Proteine downstream im Signalweg kontinuierlich aktiviert, was zu Zellproliferation, Angiogenese, Metastasenbildung und zum Überleben der Zelle führt (JONESON & BAR-SAGI, 1997).

BRAF ist ein Mitglied der RAF Kinase Familie. $BRAF^{V600E}$ (eine Substitution von Valin zu Glutaminsäure an der Position 600) ist die Mutation in BRAF, die am häufigsten auftritt (DAVIES et al, 2002). Zugleich ist diese Mutation auch die am häufigsten vorkommende Mutation eines Onkogens beim Melanom und wurde in rund 50% der Melanompatienten gefunden (GARNETT & MARAIS, 2004). Diese Tatsachen machen $BRAF^{V600E}$ zu einem äußerst attraktiven Angriffspunkt für eine Therapie.

Als solche Therapie wurde Vemurafenib entwickelt (SOSMAN et al, 2012), ein Serin-Threonin Kinaseinhibitor, der gezielt mutiertes aber nicht wildtyp BRAF ($BRAF^{WT}$) hemmen und somit die onkogene Wirkung von $BRAF^{V600E}$ aufheben soll. In einer Vielzahl von Zellkulturexperimenten konnte gezeigt werden, dass Vemurafenib die Proliferation von Melanomzellen inhibiert, indem es die Phosphorylierung von MEK und ERK als downstream Zielstrukturen von BRAF hemmt (YANG et al, 2010). Vermurafenib wurde mittlerweile in mehreren klinischen Studien getestet, und es hat sich gezeigt, dass es im Vergleich zu gängigen Chemotherapien zu erstaunlichen Ergebnissen führt, in dem es die Überlebensrate der Patienten deutlich steigert und auch das Fortschreiten der Erkrankung aufhält (LUKE & HODI, 2012). Aus diesen Gründen wurde

Vemurafenib 2011 von der U.S. Food and Drug Administration und der European Medicines Agency zur Behandlung des metastasierenden Melanoms zugelassen. Der Nachweis von BRAF^{V600E} und die positive Wirkung von Vemurafenib stellen einen Hinweis für die große Bedeutung von BRAF^{V600E} beim malignen Melanom dar. Sie geben allerdings keinen Aufschluss darüber, um welche Art von Mutation es sich bei BRAF^{V600E} handelt. Dies kann eine Gründermutation sein, eine Mutation, die vor Generationen erstmalig neu aufgetreten ist und innerhalb einer räumlich oder kulturell homogenen Bevölkerung vermehrt weitervererbt wird, oder aber eine sogenannte Fahrermutation, bei der die Zelle in eine neue Richtung gebracht wird, oder eine sogenannte Beifahrermutation, die zur Fahrermutation bei der Zellteilung zusätzlich entsteht.

Um diese Frage zu klären, wurde ein transgenes Mausmodell entwickelt, in dem Melanozyten von Mäusen postnatal durch Induktion mit Tamoxifen (TM) BRAF^{V600E} auf einem physiologischen Level exprimieren, und eine mögliche Entstehung von Melanomen untersucht (DHOMEN et al, 2009). In den ersten Versuchen wurde TM auf den Rücken von 2-3 Monate alten Mäusen appliziert. Innerhalb von 2 Monaten entwickelten die Mäuse Hyperpigmentation hauptsächlich an den Schnauzen, Schwänzen, Ohren und Pfoten. Zudem induzierte die BRAF^{V600E} Expression die Bildung von Nevi in allen Mäusen. 60%-70% der Mäuse entwickelten schnell wachsende hypopigmentierte Tumore auf dem Rücken, wobei durch histologische und immunhistologische Methoden gezeigt werden konnte, dass es sich um maligne Melanome handelte. Keines der Tiere entwickelte Metastasen.

Mit diesem Modell eines genetisch modifizierten Tieres konnte also gezeigt werden, dass BRAF^{V600E} Melanome in Mäusen induzieren kann und dies ohne zusätzliche Manipulation des Genoms. Die Forscher zogen daraus den Schluss, dass es sich bei BRAF^{V600E} um eine Gründermutation in der Melanomgenese handelt, wobei sie nicht zeigen konnten, ob die Tumore aus Nävi oder *de novo* entstanden.

Das Xenotransplantationsmodell

Xenotransplantate werden hauptsächlich verwendet, um das metastasierende Potential von Tumorzellen zu untersuchen sowie die Wirkung von therapeutischen Substanzen zu bestimmen. Verwendet werden dabei am häufigsten *nude/nude* Mäuse oder CB17-*scid* Mäuse, wobei beide Mausstämme auszeichnet, dass sie immundefizient sind und daher die Möglichkeit besteht, in diesen Mäusen humane Melanome wachsen zu lassen. Es ist zu betonen, dass in diesem Modell die Rolle des Immunsystems, sei es in der Bekämpfung oder in der Förderung der Erkrankung, nicht berücksichtigt wird (NOMURA et al, 2008)

Im vorhergehenden Kapitel wurde das Potential von BRAF^{V600E} zur Entwicklung von Melanomen in transgenen Mäusen gezeigt, wobei in diesem Mausmodell keine Metastasen nachgewiesen werden konnten. Um das metastasierende Potential von BRAF^{V600E} zu untersuchen, wurden deshalb Zellen aus den Tumoren der transgenen Mäuse extrahiert und in die Schwanzvene von athymischen nude Mäusen injiziert (DHOMEN et al, 2009). Dabei entwickelten alle behandelten Mäuse Metastasen in den Lungen, was BRAF^{V600E} auch eine große Bedeutung in der Entwicklung von Metastasen beim malignen Melanom zuschreibt.

Zur Behandlung von BRAF^{V600E} positiven Tumoren wurde die Wirkung von Vemurafenib in mehreren Xenotransplantationsmodellen getestet. Athymischen nude Mäusen wurden dabei mit unterschiedlichen Melanomzelllinien Tumore in die Flanken gesetzt und im Anschluß wurde Vemurafenib oral in verschiedenen Konzentrationen verabreicht (YANG et al, 2010). Dabei zeigte sich in allen Modellen, dass die Behandlung mit Vemurafenib konzentrationsabhängig zu einer partiellen bis kompletten Regression der Tumore und zu einem verlängerten Überleben der Mäuse führte.

Eine weitere Anwendung für ein Xenotransplantationsmodell haben wir mit unserer Mimotopvakzine gezeigt. Dabei haben wir im ersten Schritt die Wirksamkeit eines monoklonalen Antikörpers (mAk) auf das Wachstum von Melanomzellen untersucht. CB17-*scid* Mäusen wurden mit der humanen Melanomzelllinie 518A2, die positiv für das Melanomantigen „high molecular weigh-melanoma associated antigen" (HMW-MAA, auch bekannt als GSPG4) ist, Tumore gesetzt und verschiedene Konzentrationen des anti-HMW-MAA mAk 225.28S über eine Schwanzvene verabreicht (HAFNER et al, 2005). Die erreichte Inhibition des Tumorwachstums von über 50% ließ darauf schließen, dass der Antikörper geeignet ist, ein Imitat seines Epitops auf dem HMW-MAA herzustellen und dieses als Impfstoff zu verwenden. Ein solches Imitat eines Epitops (Mimotop) kann mittels der „Phage Display" Technologie hergestellt werden.

Aus einer sogenannten Peptidphagen-Bibliothek, welche aus Bakteriophagen besteht, die kurze Peptide unterschiedlicher Sequenz auf ihrer Oberfläche präsentieren, wird ein für den mAk passender Ligand selektiert und die Sequenz dieses Peptids bestimmt. Der Vorteil ist, dass es sich bei dem Peptid um ein Imitat handelt, das sich in der Sequenz vom Epitop unterscheidet aber sehr ähnliche physikalisch-chemische Eigenschaften besitzt. Das Peptid gekoppelt an ein immunogenes Trägermolekül sollte dadurch eine Antikörperantwort induzieren, die dasselbe Epitop wie der mAk erkennt. Da es sich beim HMW-MAA um ein humanes Melanomantigen handelt, musste zur Testung der Vakzine ein Xenotransplantationsmodell benutzt werden, da in immunkompetenten Mäusen humane Tumore nicht wachsen. So wurde das Mimotop gekoppelt an das Trägermolekül Tetanustoxoid zuerst Kaninchen verabreicht und die entstandenen Antikörper aus dem Serum der Tiere gereinigt. Diese Antikörper wurden dann CB17-*scid* Mäusen gleichzeitig mit der Tumorsetzung (prophylaktisches Modell) oder nach der Tumorsetzung (therapeutisches Modell) verabreicht und das Wachstum der Tumore gemessen.

In beiden Ansätzen konnte beobachtet werden, dass das Wachstum der Melanome um etwa 50% inhibiert wurde (WAGNER et al, 2008). Mit diesem Modell konnte gezeigt werden, dass Antikörper, die durch die Immunisierung mit einem Mimotop entstanden sind, das Wachstum von Melanomen deutlich inhibieren können. Als nächster Schritt ist die Testung der Wirksamkeit in einem syngenen Modell mit einer Mausmelanomzelllinie transfiziert mit dem HMW-MAA geplant.

Schlussbetrachtung

Mausmodelle haben in der Melanomforschung eine lange Tradition. Im syngenen Transplantationsmodell konnten mit verschiedenen Therapieansätzen vielversprechende Resultate erzielt werden, wobei die Wirkung hauptsächlich auf tumorspezifische zytotoxische $CD8^+$ T-Lymphozyten zurückzuführen war.

In klinischen Studien konnten jedoch trotz des Nachweises zytotoxischer $CD8^+$ T-Zellen die Resultate bei weitem nicht erzielt werden. Eine mögliche Erklärung dafür ist, dass die Anzahl der induzierten T-Zellen zu gering war. Nicht überraschend haben diese Misserfolge Kritik an der Verwendung solcher Modelle aufgebracht. In anderen Fällen jedoch, wie z. B. bei Vermurafenib, stimmte die Vorhersage des klinischen Erfolges im Wesentlichen überein mit jenen Ergebnissen, die im Xenotransplantationsmodell beobachtet wurden.

Die Resultate, die mit genetisch modifizierten Tieren erzielt wurden, tragen sehr zum Verständnis der Melanomgenese bei und eröffnen dadurch neue Möglichkeiten für Therapieansätze. Mausmodelle sind und bleiben artifizielle Modelle, was bedeutet, dass die Resultate immer unter diesem Gesichtspunkt zu betrachten und zu interpretieren sind. Jedoch darf ihre Bedeutung als wichtigstes Bindeglied zwischen Experimenten an Zellkulturen und klinischen Studien auch nicht unterschätzt oder gering geschätzt werden.

Literatur

AVOGADRI F, MERGHOUB T, MAUGHAN MF, HIRSCHHORN-CYMERMAN D, MORRIS J, RITTER E, OLMSTED R, HOUGHTON AN, WOLCHOK JD Alphavirus replicon particles expressing TRP-2 provide potent therapeutic effect on melanoma through activation of humoral and cellular immunity. *PLoS One* **5**, (2010), pii: e12670
BECKER JC, HOUBEN R, SCHRAMA D, VOIGT H, UGUREL S, REISFELD RA Mouse models for melanoma: a personal perspective. *Exp Dermatol* **19**, (2010), 157-164
BELLONE M, CANTARELLA D, CASTIGLIONI P, CROSTI MC, RONCHETTI A, MORO M, GARANCINI MP, CASORATI G, DELLABONA P Relevance of the tumor antigen in the validation of three vaccination strategies for melanoma. *J Immunol* **165**, (2000), 2651-2656
BLOOM MB, PERRY-LALLEY D, ROBBINS PF, LI Y, EL-GAMIL M, ROSENBERG SA, YANG JC Identification of tyrosinase-related protein 2 as a tumor rejection antigen for the B16 melanoma. *J Exp Med* **185**, (1997), 453-459

BOWNE WB, SRINIVASAN R, WOLCHOK JD, HAWKINS WG, BLACHERE NE, DYALL R, LEWIS JJ, HOUGHTON AN Coupling and uncoupling of tumor immunity and autoimmunity. *J Exp Med* **190**, (1999), 1717-1722

DAVIES H, BIGNELL GR, COX C, STEPHENS P, EDKINS S, CLEGG S, TEAGUE J, WOFFENDIN H, GARNETT MJ, BOTTOMLEY W, DAVIS N, DICKS E, EWING R, FLOYD Y, GRAY K, HALL S,HAWES R, HUGHES J, KOSMIDOU V, MENZIES A, MOULD C, PARKER A, STEVENS C, WATT S, HOOPER S, WILSON R, JAYATILAKE H, GUSTERSON BA, COOPER C, SHIPLEY J, HARGRAVE D, PRITCHARD-JONES K, MAITLAND N, CHENEVIX-TRENCH G, RIGGINS GJ, BIGNER DD, PALMIERI G, COSSU A, FLANAGAN A, NICHOLSON A, HO JW, LEUNG SY, YUEN ST, WEBER BL, SEIGLER HF, DARROW TL, PATERSON H, MARAIS R, MARSHALL CJ, WOOSTER R, STRATTON MR, FUTREAL PA Mutations of the BRAF gene in human cancer. *Nature* **417**, (2002), 949-954

DHOMEN N, REIS-FILHO JS, DA ROCHA DIAS S, HAYWARD R, SAVAGE K, DELMAS V, LARUE L, PRITCHARD C, MARAIS R Oncogenic Braf induces melanocyte senescence and melanoma inmice. *Cancer Cell* **15**, (2009), 294-303

DRANOFF G, JAFFEE E, LAZENBY A, GOLUMBEK P, LEVITSKY H, BROSE K, JACKSON V, HAMADA H, PARDOLL D, MULLIGAN RC Vaccination with irradiated tumor cells engineered to secrete murine granulocyte-macrophage colony-stimulating factor stimulates potent, specific, and long-lasting anti-tumor immunity. *Proc Natl Acad Sci U S A* **90**, (1993), 3539-3543

FIDLER IJ, DARNELL JH, BUDMEN MB Tumoricidal properties of mouse macrophages activated with mediators from rat lymphocytes stimulated with concanavalin A. *Cancer Res* **36**, (1976), 3608-3615

FIDLER IJ, NICOLSON GL Organ selectivity for implantation survival and growth of B16 melanoma variant tumor lines. *J Natl Cancer Inst* **57**, (1976), 1199-1202

GARNETT MJ, MARAIS R Guilty as charged: B-RAF is a human oncogene. *Cancer Cell* **6**, (2004), 313-319

HAFNER C, BREITENEDER H, FERRONE S, THALLINGER C, WAGNER S, SCHMIDT WM, JASINSKA J, KUNDI M, WOLFF K, ZIELINSKI CC, SCHEINER O, WIEDERMANN U, PEHAMBERGER H Suppression of human melanoma tumor growth in SCID mice by a human high molecular weight-melanoma associated antigen (HMW-MAA) specific monoclonal antibody. *Int J Cancer* **114**, (2005), 426-432

HALILOVIC E, SOLIT DB Therapeutic strategies for inhibiting oncogenic BRAF signaling. *Curr Opin Pharmacol* **8**, (2008), 419-426

JONESON T, BAR-SAGI D Ras effectors and their role in mitogenesis and oncogenesis. *J Mol Med (Berl)* **75**, (1997), 587-593

KOCHENDERFER JN, CHIEN CD, SIMPSON JL, GRESS RE Synergism between CpG-containing oligodeoxynucleotides and IL-2 causes dramatic enhancement of vaccine-elicited CD8+ T cell responses. *J Immunol* **177**, (2006), 8860-8873

KOCHENDERFER JN, GRESS RE A comparison and critical analysis of preclinical anticancer vaccination strategies. *Exp Biol Med (Maywood)* **232**, (2007), 1130-1141

LUKE JJ, HODI FS Vemurafenib and BRAF inhibition: a new class of treatment for metastatic melanoma. *Clin Cancer Res* **18**, (2012), 9-14

MAGUIRE HC, Jr. Tumor immunology with particular reference to malignant melanoma. *Int J Dermatol* **14**, (1975), 3-11

MCCUBREY JA, MILELLA M, TAFURI A, MARTELLI AM, LUNGHI P, BONATI A, CERVELLO M, LEE JT, STEELMAN LS Targeting the Raf/MEK/ERK pathway with small-molecule inhibitors. *Curr Opin Investig Drugs* **9**, (2008), 614-630

NOMURA T, TAMAOKI N, TAKAKURA A, SUEMIZU H Basic concept of development and practical application of animal models for human diseases. *Curr Top Microbiol Immunol* **324**, (2008), 1-24

NORDLUND JJ, GERSHON RK Splenic regulation of the clinical appearance of small tumors. *J Immunol* **114**, (1975), 1486-1490

OVERWIJK WW, THEORET MR, FINKELSTEIN SE, SURMAN DR, DE JONG LA, VYTH-DREESE FA, DELLEMIJN TA, ANTONY PA, SPIESS PJ, PALMER DC, HEIMANN DM, KLEBANOFF CA, YU Z, HWANG LN, FEIGENBAUM L, KRUISBEEK AM, ROSENBERG SA, RESTIFO NP Tumor regression and autoimmunity after reversal of a functionally tolerant state of self-reactive CD8+ T cells. *J Exp Med* **198**, (2003), 569-580

SOSMAN JA, KIM KB, SCHUCHTER L, GONZALEZ R, PAVLICK AC, WEBER JS, MCARTHUR GA, HUTSON TE, MOSCHOS SJ, FLAHERTY KT, HERSEY P, KEFFORD R, LAWRENCE D, PUZANOV I, LEWIS KD, AMARAVADI RK, CHMIELOWSKI B, LAWRENCE HJ, SHYR Y, YE F, LI J, NOLOP KB,LEE RJ, JOE AK, RIBAS A Survival in BRAF V600-mutant advanced melanoma treated with vemurafenib. *N Engl J Med* **366**, (2012), 707-714

STEITZ J, BRUCK J, STEINBRINK K, ENK A, KNOP J, TÜTING T Genetic immunization of mice with human tyrosinase-related protein 2: implications for the immunotherapy of melanoma. *Int J Cancer* **86**, (2000), 89-94

TALMADGE JE, SINGH RK, FIDLER IJ, RAZ A Murine models to evaluate novel and conventional therapeutic strategies for cancer. *Am J Pathol* **170**, (2007), 793-804

TIMMERMAN JM, LEVY R Dendritic cell vaccines for cancer immunotherapy. *Annu Rev Med* **50**, (1999), 507-529

VAN ELSAS A, HURWITZ AA, ALLISON JP Combination immunotherapy of B16 melanoma using anti-cytotoxic T lymphocyte-associated antigen 4 (CTLA-4) and granulocyte/macrophage colony-stimulating factor (GM-CSF)-producing vaccines induces rejection of subcutaneous and metastatic tumors accompanied by autoimmune depigmentation. *J Exp Med* **190**, (1999), 355-366

WAGNER S, KREPLER C, ALLWARDT D, LATZKA J, STROMMER S, SCHEINER O, PEHAMBERGER H, WIEDERMANN U, HAFNER C, BREITENEDER H Reduction of human melanoma tumor growth in severe combined immunodeficient mice by passive transfer of antibodies induced by a high molecular weight melanoma-associated antigen mimotope vaccine. *Clin Cancer Res* **14**, (2008), 8178-8183

WANG RF, APPELLA E, KAWAKAMI Y, KANG X, ROSENBERG SA Identification of TRP-2 as a human tumor antigen recognized by cytotoxic T lymphocytes. *J Exp Med* **184**, (1996), 2207-2216

YANG H, HIGGINS B, KOLINSKY K, PACKMAN K, GO Z, IYER R, KOLIS S, ZHAO S, LEE R, GRIPPO JF, SCHOSTACK K, SIMCOX ME, HEIMBROOK D, BOLLAG G, SU F RG7204 (PLX4032), a selective BRAFV600E inhibitor, displays potent antitumor activity in preclinical melanoma models. *Cancer Res* **70**, (2010), 5518-5527

Ass. Prof. Dr. Stefan Wagner[1], Heimo Breiteneder[1], Christine Hafner[1,2]
[1]Institut für Pathophysiologie und Allergieforschung,
Zentrum für Pathophysiologie, Infektiologie und Immunologie
Medizinische Universität Wien
Währinger Gürtel 18-20
1090 Wien
Tel: +43 1 40 400 5103
e-mail: stefan.wagner@meduniwien.ac.at

[2]Karl Landsteiner Institut für Dermatologische Forschung,
St. Pölten

III. Therapie von Melanompatienten

Melanoma - the "Black Death" of modern times: „Immunotherapeutic approaches"

Ahmad JALILI und Georg STINGL (Wien)

Mit 3 Abbildungen

Abstract

Malignant melanoma is one of the most devastating cancers and its incidence is increasing worldwide. Despite novel successes with agents targeting altered kinases such as BRAF and c-Kit (rapid but short-lasting clinical response) in human melanoma, immunotherapy (slow but long-lasting clinical response) is still a promising therapeutic approach. In this short presentation we summarize some of the important immunotherapeutic approaches for the treatment of melanoma such as dinitrochlorobenzene, imiquimod, cytokines, tumor-infiltrating lymphocytes and, finally, immunomodulatory monoclonal antibodies.

Melanoma is an immunogenic tumor

Malignant melanoma is the third most common skin cancer after basal cell carcinoma (BCC) and squamous cell carcinoma (SCC) and is responsible for more than 80% skin cancer death (LOTZE MT, 2001). Its incidence is increasing worldwide, also in Austria, and is the most common cancer in females aged 25-29 most probably because of the tanning tendency in this age population (LINOS et al., 2009). The 5-year survival rate for localized melanoma is 98%, for melanoma with regional metastasis 64% and for melanoma with distant metastasis 16%. World health organization estimates that 5 people die of melanoma every hour worldwide (GARBE et al., 2010; LOTZE MT, 2001). Melanoma is a genetically heterogeneous and, at the same time immunogenic cancer (NESTLE, 2002; ROSENBERG, 2001). Spontaneous regression of primary tumors has been seen in 3–15% of melanomas with unknown primaries (MORTON et al., 1991). Halo depigmentation of primary tumors or nevi has been frequently observed (Raymond L. Barnhill, 2004). The peripheral blood of melanoma patients contains tumor antigen-specific antibodies as well as tumor-specific cytotoxic T cells (LEE et al., 1999). The ability of these T lymphocytes, especially CD8 T cells, to prevent tumor formation has been demonstrated both in mice and humans (CHIAO and KROWN, 2003; SHANKARAN et al., 2001) and the presence of infiltrating CD8 T cells within cutaneous melanomas is positively correlated with a better clinical prognosis (LADANYI et al., 2007). Melanoma cells express a range of antigens including melanocyte lineage/differentiation antigens, tumor-specific antigens, antigens identified by monoclonal antibodies, oncofetal/cancer-testis antigens and SEREX (SErological identification of antigens by Recombinant EXpression cloning) antigens (Figure 1).

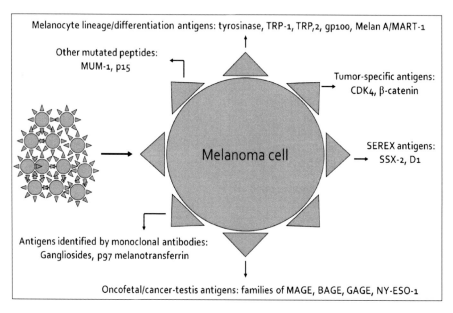

Fig. 1: Antigens expressed by human melanoma.

Melanoma immunosurveillance and escape mechanisms

The frequent occurrence of spontaneous regressions and of dense lymphocytic infiltrates in melanoma fit well with the cancer immunosurveillance theory originally proposed by Burnet and Thomas in the 1950s and recently refined by Schreiber and co-workers (ICHIM, 2005). According to this concept, the immune system protects the host against malignant tumors by specifically detecting and eliminating incipient cancer cells. It is believed that signals from transformed cells (e.g melanoma) such as cytokines and heat shock proteins (HSPs) [expressed by cells undergoing damage and necrotic death and releasing tumor associated antigens (TAAs)] can activate antigen-presenting dendritic cells (DCs). The importance of this step is very well highlighted in the "danger theory" of the immune response which postulates that the immune system is evolved to detect danger by professional antigen-presenting cells (the most important of them being DCs) (ICHIM, 2005). Once activated, DCs initiate and control an adaptive immune response that is directed toward TAAs [such as melanoma antigen 1 (MAGE1) and melanoma antigen recognized by T cells 1 (MART1)]. Upon receipt and recognition of danger signals, DCs increase the expression of costimulatory molecules and chemokine receptors necessary for their migration into draining secondary lymphoid organs such as lymph nodes (LNs). There, the stimulation of an appropriate T cell response takes place by forming immunological synapses between DCs and T cells. Key molecules in the synapse are the T cell receptor (TCR), LFA-1, CD40L and CD28 on T lymphocytes and their counterparts i.e. major histocompatibility class (MHC) class II (presenting the tumor antigen), ICAM-1, CD40, CD80 (B7.1) and CD86 (B7.2) on DCs. Antigen-specific T cell and B cell responses are then initiated by DCs. These cells migrate back to the tumor site and capture antigens that are secreted or shed by tumor cells or after cell lysis. Processing and presentation of these antigens by major histocompatibility class (MHC) class I and class II molecules on a single DC can enable priming and activation of both tumor-specific $CD4^+$ helper and $CD8^+$ T cytotoxic cells. Tumor-specific $CD4^+$ helper T cells produce cytokines such as IL-2 which further activates $CD8^+$ cyctotoxic effector T cells. Ultimately, activated antigen-specific $CD8^+$ T cells differentiate into cytotoxic T lymphocytes (CTLs) and lyse tumor cells. Memory $CD4^+$ and $CD8^+$ T cells play a critical role in maintaining protective immunity and the memory response may also depend on tumor-derived molecular cues operating at the level of innate immunity. Cytotoxic T cells induce cytotoxicity via perforins and produce a variety of cytokines (including IFN-γ) leading to activation of other cytotoxic cells such as NK and NKT cells (KALINSKI et al., 2005). Uncontrolled immune responses can result in autoimmune diseases. In order to avoid this, activated T lymphocytes consequently increase expression of negatively regulating costimulatory molecules including CTLA-4 and PD-1 which binds to CD28 ligands CD80 (B7.1)/CD86 (B7.2) and PD-L1/PD-L2 but with much stronger affinity than CD28 and inhibit proliferation of T lymphocytes. Here, regulatory T lymphocytes (Tregs) also play a very important role (JACOBS et al., 2012).

Melanomas use different strategies to induce immune tolerance and escape from effective immune responses. These include total loss or decreased expression of MHC molecules, alterations in the expression of tumor-associated antigens, deficiencies in the antigen-processing machinery, down-regulation of costimulatory molecules, induction of inhibitory cytokines such as IL-10 and TGF-β, and induction of tumor-specific Tregs (PARMIANI et al., 2003).

Therapeutic strategies for melanoma

Primary melanomas can be effectively treated with surgery. In advances stages chemo- and/or radiotherapy could also be applied however, the response rate to these strategies is very low (GARBE et al.). Recently, targeted therapies such as those against mutated BRAF^{V600E} (an upstream MAPK signaling pathway member being mutated in more than 50% of melanomas) have resulted in a robust and rapid clinical response in human melanoma patients harboring this mutation. However, all patients relapse in a period of 6-9 months and become resistant to this therapy. The resistance is associated with de novo mutations (HATZIVASSILIOU et al.; JOHANNESSEN et al.; NAZARIAN et al.; VILLANUEVA et al.).

Immunotherapeutic approaches

Administration of danger signals (stimulation of innate immune response leading to subsequent activation of adaptive immunity)

1. DNCB (2,4-Dinitrochlorobenzene)

2,4-Dinitrochlorobenzene (DNCB) is a benzene derivative, a very potent allergen and induces a type IV hypersensitivity reaction in almost all people exposed to it. It has been frequently used for the treatment of in transit melanoma metastases (TERHEYDEN et al., 2007). In a mouse model of melanoma, combination of DNCB and dacarbazine was associated with a dose-dependent reduction of tumor growth and visceral metastases (WACK et al., 2001).

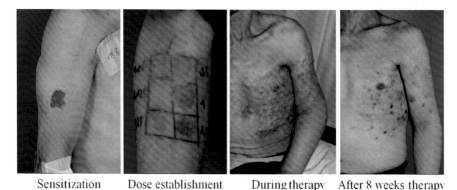

Sensitization   Dose establishment   During therapy   After 8 weeks therapy

Fig. 2:. Treatment of cutaneous melanoma metastases with dinitrochlorobenzene (DNCB). Therapy was conducted with 1% DNCB.

In the clinic, patients are sensitized with a 2% topical formulation of DNCB. A week thereafter, different DNCB concentrations (0.06-1.5%) are topically applied in order to find a formulation that induces significant erythema but no blisters. The patient will be then treated on a weekly basis under occlusive settings (Figure 2).

2. Imiquimod

Toll-like receptors (TLRs) are a class of proteins that play a key role in the innate immune system. They are single, membrane-spanning, non-catalytic receptors that recognize structurally conserved molecules derived from microbes. Once microbes have breached physical barriers such as the skin or intestinal tract mucosa, they are recognized by TLRs, which activate immune cell responses. Imiquimod is a synthetic substance that activates immune cells through the TLR-7. Cells activated by imiquimod via TLR-7 secrete cytokines (primarily interferon-α (IFN-α), interleukin-6 (IL-6) and tumor necrosis factor-α (TNF-α)). There is also evidence that imiquimod, when applied to skin, can lead to the activation of Langerhans cells, which subsequently migrate to local lymph nodes to activate the adaptive immune system. In a mouse melanoma study from our department by Palamera et al. we have demonstrated that a population of CD4(+)CD3(-) plasmacytoid DC (pDC)-like cells accumulate in the dermis and spleens of mice topically treated with imiquimod. These CD4(+)CD3(-) cells coexpress GR-1, B220, MHC class II, and, to a lesser extent, CD11c and display the phenotypic features of pDCs described in lymphoid organs. The accumulation of pDC-like cells after imiquimod treatment was detected not only in normal skin, but also in intradermally induced melanomas. Imiquimod treatment led either to complete regression or to a significant reduction of the tumors in mice, and the number of pDCs correlated well with the clinical response of the tumors to the drug, suggesting that the antitumor effects of imiquimod could be mediated at least in part by the recruitment of pDC-like cells to the skin (Palamara *et al.*, 2004). The off-label use of topical imiquimod in primary melanoma has been proposed as an alternative treatment to surgery, and an adjunctive modality after surgical excision (BICHAKJIAN et al., 2011).

However, studies are limited by highly variable treatment regimens and lack of long-term follow-up. Histological verification after treatment has shown persistent disease in approximately 25% of treated patients and progression to invasive melanoma has been noted.

Activation of effector cells

IFN-α: For patients who are at a high risk of developing recurrent disease, treatment with interferon α2b (IFN-α) in the adjuvant setting has been shown to improve disease-free survival (3.8 vs 2.8 years) compared to observation alone in patients with stage IIb or III (for more information on current melanoma staging refer to (BALCH et al., 2009)) disease but have no effect on overall survival of these patients (MARINCOLA et al., 1995; SPARANO et al., 1993). IFN-α is now an FDA-approved therapy for adjuvant treatment of patients with resected stage III melanoma. However, toxicity to IFN-α is significant, with moderate to severe flu-like symptoms limiting the completion of therapy in nearly 25% of patients (SPARANO et al., 1993). Response rates of 14% with rhIFN-α2a and up to 23% with IFN-α2b were obtaived in Phase II trials in metastatic melanoma using various schedules and dosages (ALEXANDRESCU et al., 2010). However, clinical trials have not confirmed the anticipated benefits of combination therapy over high dose IL-2 alone (MARINCOLA et al., 1995; SPARANO et al., 1993). Similarly, trials combining IL-2 with granulocyte-macrophage colony stimulating factor (GM-CSF), tumor necrosis factor (TNF), IFN or IL-4 did not result in any meaningful clinical improvement (ATKINS, 2002). There is no evidence that IFN-α prolong the overall survival of melanoma patients.

Interferons function by binding to cell surface receptors, interacting with specific gene sites in both normal and neoplastic cells. They modulate the function of host natural killer cells (NK cells), T cells, monocytes, DCs, and expression of MHC class I and II antigens in both neoplastic and nonneoplastic host tissues. Through this enhancement of MHC expression, interferons have been theorized to render malignant cells more antigenic. Interferons have also been shown to have a growth inhibitory effect. An apparent inhibition of angiogenesis has been demonstrated, and some studies have suggested that interferons may increase infiltration of $CD4^+$ T-cells into melanoma tumors. We have recently demonstrated that both imiquimod and IFN-α are able to activate plasmacytoid DCs (pDCs). These cells can lyse certain melanoma cell lines in a TRAIL-dependent fashion. Interestingly, suboptimal doses of imiquimod and IFN-α exhibited synergistic action, leading to optimal TRAIL expression and melanoma cell lysis by pDCs (KALB et al., 2012).

Expansion of tumor-reactive effector cells

1. Tumor peptide vaccines

Although vaccine therapies have been used for centuries to prevent infectious diseases, there are particular challenges in cancer therapy in that the tumor cells have already been exposed to the immune system and have induced a certain degree of tolerance within the host. So far, there have been a number of clinical trials testing the efficacy of peptide vaccines. Several synthetic peptides derived from melanoma antigens including tyrosinase, gp100/pMEL17, MART-1/MelanA, TRP-1, TRP-2, MAGE-1, BAGE, GAGE-1, GAGE-2 and NY-ESO-1 has been tested clinically for their efficacy (Figure 2) (KIM et al., 2002; MOCELLIN, 2012). A recent systematic review and meta-analysis of phase II and III clinical trials of a melanoma vaccine by Chi et al. in 56 studies reporting data on 4375 patients: a) an overall disease control was seen in 25.3% [95% confidence interval (CI): 20.7-30.5%] of patients, b) overall disease control for peptide vaccines plus interleukin-2 (IL-2) was better than for IL-2 alone (pooled risk ratio: 2.79, 95% CI: 1.62-4.80), c) severe toxicity associated with vaccine treatment was uncommon and, d) overall, a melanoma-specific immune response predicted longer overall survival, although no evidence was found that vaccine therapy provides better overall disease control or overall survival compared with other treatments (CHI and DUDEK, 2011).

2. Cytokines

A number of cytokines, including IL-2, IFN-α, alone or in combinations with IL-2, IL-12 and IL-21 have been tried with various degrees of success in the therapy of melanoma.

IL-2: The biological effects of IL-2 are complex. Relevant for cancer therapy is the enhancement of CTL and NK-cell lysis. In response to IL-2 stimulation, a mixture of NK and CD8$^+$ cells acquire cytolytic properties, which lead to tumor cell killing *in vitro*, even in the absence of HLA-class I restriction. High-dose IL-2 is approved by the FDA for the treatment of melanoma since 1998. Retrospective long-term analysis of phase II studies demonstrated an objective response rate of 16% (median response duration, 8.9 months; range, 4 to 106) with a durable response rate of 4%, suggestive for T-cell memory (ALEXANDRESCU et al., 2010; KIRKWOOD et al., 2008). The majority of toxicities associated with high-dose IL-2 are severe but reversible, including hemodynamic complications that require hospitalization in specialized or intensive care units during administration (ALEXANDRESCU et al., 2010; KIRKWOOD et al., 2008). Autoimmunity and the appearance of thyroid dysfunction identified as correlates of improved outcome for patients receiving this therapy (KIRKWOOD et al., 2008).

IL-21: IL-21 is a cytokine that has potent regulatory effects on NK cells and cytotoxic T cells that can destroy virally infected or cancerous cells. This cytokine induces cell proliferation in its target cells. The effect of IL-21 against human melanoma and renal cell carcinoma has been tested in a phase 1 clinical trial (SCHMIDT et al., 2010). It has been shown to be safe for administration with flu-like symptoms as side effects. Dose-limiting toxicities included low lymphocyte, neutrophil, and thrombocyte counts as well as hepatotoxicity. According to the Response Evaluation Criteria in Solid Tumors (RECIST) response scale, 2 out of

47 melanoma patients and 4 out of 19 renal cell carcinoma patients showed complete and partial responses, respectively. In addition, there was an increase of perforin, granzyme B, IFN-γ, and CXCR3 mRNA in peripheral NK cells and CD8$^+$ T cells. This suggested that IL-21 enhances the CD8$^+$ effector functions thus leading to anti-tumor response (ANTONY and DUDEK, 2010; SCHMIDT et al., 2010).

3. DCs

CD8$^+$ cytotoxic T lymphocytes are believed to be the most important effector cells in cancer immunity. Unfortunately, these cells are poorly activated in many cancer patients. It is postulated that inability of antigen-presenting cells, particularly DCs can be one of the reasons behind. Therefore, use of de novo generated DCs has been part of the new strategies to enhance anti-cancer CTL responses. The goal of DC vaccines is to induce a Th1 immune response and to activate CTLs, in order to facilitate tumor elimination. Autologous peripheral blood monocytes can be transformed into DC by incubating them with GM-CSF plus IL-4. These (immature) DCs are then co-cultured with either peptide antigens, whole tumor cell lysate or transduced with tumor mRNA. DCs are then matured using maturation cocktails such as TNF-α/PGE2 and injected back to patients either subcutaneously, intradermaly, intravenously or directly into the lymph nodes (Figure 3).

PROVENGE$^®$ (sipuleucel-T) is approved by the FDA as an autologous cellular immunotherapy for the treatment of asymptomatic or minimally symptomatic, metastatic, castration-resistant (hormone refractory) prostate cancer. A recent review on clinical trials assessing DC-based vaccines for patients with melanoma (vast majority being in stage IV) demonstrated this strategy to be safe with minimal adverse events such as transient flu-like symptoms and irritation of the injection site with mixed clinical response, the best seen when autologous tumor lysates or antigenic peptides are used (ALEXANDRESCU et al., 2010). In a study by SCHADENDORF D. et al. tumor-peptides-pulsed DCs showed similar efficacy as conventional chemotherapy with dacarbazine (DTIC) in melanoma patients. DC immunotherapy was accompanied by slightly lower side effects.

Unscheduled subset analyses revealed that only in the DC-arm did those patients with an initial unimpaired general health status (Karnofsky = 100) or an HLA-A2$^+$/HLA-B44$^-$ haplotype survive significantly longer (20.8 vs 11.1 months) than patients with a Karnofsky index < 100 or other HLA haplotypes . In a phase I/II pilot study on patients with stage IV melanoma without brain metastases presented at the ASCO 2010 meeting, low-dose temozolomide modulation of peripheral blood Tregs before DC-based vaccination showed no major toxicities with signs of cellular and clinical response (L. RIDOLFI et al., 2010).

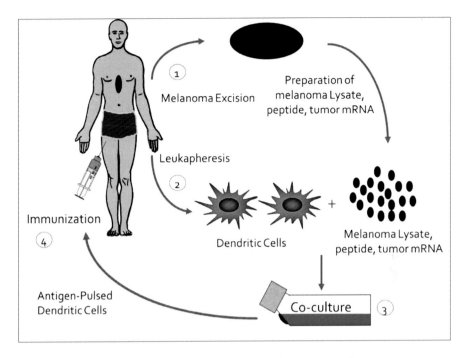

Fig 3. Schematic presentation of DC vaccination for human melanoma.

Keeping in mind the aggressiveness of melanoma and also immunological exhaustion in stage IV melanoma patients, it would probably make more sense to test this treatment modality in earlier stages of melanoma with a more intact immune system. Several trials in stage II and III melanoma patients are currently ongoing (personal communication).

4. Tumor-infiltrating lymphocytes

A great enthusiasm for using effector immune cells such as macrophages, NK, and lymphokine-activated killer cells (LAK) emerged on the basis of studies with experimental animals. However, clinical trials using IL-2 and LAK cells did not confirm a substantial advantage compared to high-dose IL-2 alone. In a pilot study by Mackensen et al. induction of tumor-specific cytotoxic T lymphocytes could be achieved by immunization with autologous tumor cells and interleukin-2 gene transfected fibroblasts (MACKENSEN et al., 1997). In a recent trial by Dudley et al. using adoptive cell therapy of ex vivo expanded LAKs with intensive myeloablative chemoradiation preparative regimens: a) nonmyeloablative chemotherapy alone showed an objective response rate of 49%, when 2 or 12 Gy of total body irradiation (TBI) was added, the response rates were 52% and 72% respectively, b) responses were seen in all visceral sites including brain, c) there was one treatment-related death in the 93 patients, d) host lymphodepletion was associated with increased serum levels of the lymphocyte homeostatic cytokines IL-7 and IL-15 and, e) objective responses were correlated with the telomere length of the transferred cells (DUDLEY et al., 2008).

Immunomodulatory monoclonal antibodies

1. Anti CTLA-4 antibodies

As the complex interaction of immune cells and cancer cells are better understood a novel therapeutic strategies do also emerge. This includes the recent development of anti-CTLA-4 ((cytotoxic T lymphocyte-associated antigen 4)), anti-PD-1and CD40 agonist antibodies. CTLA-4 expression on T cells outcompetes CD28 for binding to CD80 (B7-1) and CD 86 (B7-2), resulting in suppression of T-cell activation and depending on the model assessed, modulation of cytokine production. Ipilimumab (MDX-010 or MDX-101) is a fully human antibody that binds to CTLA-4. In a phase III, randomized, double-blind study comparing ipilimumab alone, ipilimumab + gp100 vaccine and gp100 vaccine alone, a total of 676 HLA-A*0201–positive patients with unresectable stage III or IV melanoma, whose disease had progressed were included. Ipilimumab, at a dose of 3 mg per kilogram of body weight, was administered with or without gp100 every 3 weeks for up to four treatments (induction). Eligible patients could receive reinduction therapy and the primary end point was overall survival. The median overall survival was 10.0 months among patients receiving ipilimumab plus gp100, as compared with 6.4 months among patients receiving gp100 alone (hazard ratio for death, 0.68; $P<0.001$). The median overall survival with ipilimumab alone was 10.1 months (hazard ratio for death in the comparison with gp100 alone, 0.66; $P = 0.003$). Grade 3 or 4 immune-related adverse events occurred in 10 to 15% of patients treated with ipilimumab and in 3% treated with gp100 alone and, finally there were 14 deaths related to the study drugs (2.1%), and 7 were associated with immune-related adverse events. Interestingly, the majority of these patients were in stage M1c (metastases to distant organs, e.g., liver or brain) and have been treated with systemic therapy against melanoma (Hodi et al., 2010). The clinical response to ipilimumab is not seen frequently but is long-lasting in opposite to BRAF^{V600E} inhibitors.

2. Anti PD-1 antibodies

PD-1 is another inhibitory molecule found on the surface of T cells that is associated with tolerance induction upon binding to its ligands PD-L1 and PD-L2.

PD-1 is also expressed by several tumors, including melanoma, where it inhibits antitumor responses and mediates tumor evasion. Preclinical studies demonstrate that monoclonal antibodies against PD-1 improve immune functions of tumor-specific T cells, enhance cytokine production, and increase tumor lysis. In a recent study by Topalian SL. et al. safety and antitumor activity of biweekly MDX-1106 (anti-PD-1) in patients with advanced refractory malignancies (including melanoma) were tested. 16 refractory metastatic, non-small cell lung cancer (NSCLC), renal cell carcinoma (RCC), melanoma (MEL), or prostate cancer (CRPC) patients with no history of autoimmune disease were included. Biweekly MDX-1106 dosing at 1, 3, or 10 mg/kg IV was studied. Grade 1/2 drug-related adverse events in > 2 patients included: fatigue (9 patients/56.3%), nausea (4 patients/25.0%), and diarrhea, xerostomia, and pruritus (3 patients/18.8% each). 6/16 (37.5%) evaluable patients had objective tumor responses: including 3 at 1 mg/kg (RCC/CR, RCC/PR, MEL/PR), 2 at 3 mg/kg (NSCLC/PR, MEL/PR) and one at 10 mg/kg (MEL/PR) (Topalian *et al.*, 2012). A second study by Brahmer JR. et al. confirmed this observation (BRAHMER et al., 2012).

Progress in identifying tumor epitopes of high immunogenicity has led to a new era of melanoma immunotherapy. Recent important steps represent the recognition of tumor immune evasion mechanisms, which resulted in the clinical use of anti-CTLA-4, anti-PD-1 blocking monoclonal antibodies. In parallel appreciation of the importance of innate immune activation forced investigators to seek stimulation of DCs and other effector immune cells by various TLR agonists. Finally, the recognition of the role played by regulatory T cells in the formation of immune responses and their interference with immune effectors resulted in new strategies to deplete or interfere with their function.

References

ALEXANDRESCU DT, ICHIM TE, RIORDAN NH, MARINCOLA FM, DI NARDO A, KABIGTING FD, *et al.* (2010) Immunotherapy for melanoma: current status and perspectives. *J Immunother* 33:570-90.
ANTONY GK, DUDEK AZ (2010) Interleukin 2 in cancer therapy. *Curr Med Chem* 17:3297-302.
ATKINS MB (2002) Interleukin-2: clinical applications. *Semin Oncol* 29:12-7.
BALCH CM, GERSHENWALD JE, SOONG SJ, THOMPSON JF, ATKINS MB, BYRD DR, *et al.* (2009) Final version of 2009 AJCC melanoma staging and classification. *J Clin Oncol* 27:6199-206.
BICHAKJIAN CK, HALPERN AC, JOHNSON TM, FOOTE HOOD A, GRICHNIK JM, SWETTER SM, *et al.* (2011) Guidelines of care for the management of primary cutaneous melanoma. American Academy of Dermatology. *J Am Acad Dermatol* 65:1032-47.
BRAHMER JR, TYKODI SS, CHOW LQ, HWU WJ, TOPALIAN SL, HWU P, *et al.* (2012) Safety and activity of anti-PD-L1 antibody in patients with advanced cancer. *N Engl J Med* 366:2455-65.
CHI M, DUDEK AZ (2011) Vaccine therapy for metastatic melanoma: systematic review and meta-analysis of clinical trials. *Melanoma Res* 21:165-74.

CHIAO EY, KROWN SE (2003) Update on non-acquired immunodeficiency syndrome-defining malignancies. *Curr Opin Oncol* 15:389-97.

DUDLEY ME, YANG JC, SHERRY R, HUGHES MS, ROYAL R, KAMMULA U, *et al.* (2008) Adoptive cell therapy for patients with metastatic melanoma: evaluation of intensive myeloablative chemoradiation preparative regimens. *J Clin Oncol* 26:5233-9.

GARBE C, PERIS K, HAUSCHILD A, SAIAG P, MIDDLETON M, SPATZ A, *et al.* Diagnosis and treatment of melanoma: European consensus-based interdisciplinary guideline. *Eur J Cancer* 46:270-83.

GARBE C, PERIS K, HAUSCHILD A, SAIAG P, MIDDLETON M, SPATZ A, *et al.* (2010) Diagnosis and treatment of melanoma: European consensus-based interdisciplinary guideline. *Eur J Cancer* 46:270-83.

HATZIVASSILIOU G, SONG K, YEN I, BRANDHUBER BJ, ANDERSON DJ, ALVARADO R, *et al.* RAF inhibitors prime wild-type RAF to activate the MAPK pathway and enhance growth. *Nature* 464:431-5.

HODI FS, O'DAY SJ, MCDERMOTT DF, WEBER RW, SOSMAN JA, HAANEN JB, *et al.* (2010) Improved survival with ipilimumab in patients with metastatic melanoma. *N Engl J Med* 363:711-23.

ICHIM CV (2005) Revisiting immunosurveillance and immunostimulation: Implications for cancer immunotherapy. *J Transl Med* 3:8.

JACOBS JF, NIERKENS S, FIGDOR CG, DE VRIES IJ, ADEMA GJ (2012) Regulatory T cells in melanoma: the final hurdle towards effective immunotherapy? *Lancet Oncol* 13:e32-42.

JOHANNESSEN CM, BOEHM JS, KIM SY, THOMAS SR, WARDWELL L, JOHNSON LA, *et al.* COT drives resistance to RAF inhibition through MAP kinase pathway reactivation. *Nature* 468:968-72.

KALB ML, GLASER A, STARY G, KOSZIK F, STINGL G (2012) TRAIL(+) human plasmacytoid dendritic cells kill tumor cells in vitro: mechanisms of imiquimod- and IFN-alpha-mediated antitumor reactivity. *J Immunol* 188:1583-91.

KALINSKI P, MAILLIARD RB, GIERMASZ A, ZEH HJ, BASSE P, BARTLETT DL, *et al.* (2005) Natural killer-dendritic cell cross-talk in cancer immunotherapy. *Expert Opin Biol Ther* 5:1303-15.

KIM CJ, DESSUREAULT S, GABRILOVICH D, REINTGEN DS, SLINGLUFF CL, JR. (2002) Immunotherapy for melanoma. *Cancer Control* 9:22-30.

KIRKWOOD JM, TARHINI AA, PANELLI MC, MOSCHOS SJ, ZAROUR HM, BUTTERFIELD LH, *et al.* (2008) Next generation of immunotherapy for melanoma. *J Clin Oncol* 26:3445-55

LADANYI A, KISS J, SOMLAI B, GILDE K, FEJOS Z, MOHOS A, *et al.* (2007) Density of DC-LAMP(+) mature dendritic cells in combination with activated T lymphocytes infiltrating primary cutaneous melanoma is a strong independent prognostic factor. *Cancer Immunol Immunother* 56:1459-69.

LEE PP, YEE C, SAVAGE PA, FONG L, BROCKSTEDT D, WEBER JS, *et al.* (1999) Characterization of circulating T cells specific for tumor-associated antigens in melanoma patients. *Nat Med* 5:677-85.

LINOS E, SWETTER SM, COCKBURN MG, COLDITZ GA, CLARKE CA (2009) Increasing burden of melanoma in the United States. *J Invest Dermatol* 129:1666-74.

LOTZE MT DR, KIRKWOOD JM, FLICKINGER JC (2001) Cutaneous melanoma. In: Cancer: principles & practice of oncology. (DeVita VT Jr HS, Rosenberg SA, ed), Philadelphia, PA: Lippincott Williams & Wilkins, 2012-69.

MACKENSEN A, VEELKEN H, LAHN M, WITTNEBEL S, BECKER D, KOHLER G, *et al.* (1997) Induction of tumor-specific cytotoxic T lymphocytes by immunization with autologous tumor cells and interleukin-2 gene transfected fibroblasts. *J Mol Med (Berl)* 75:290-6.

MARINCOLA FM, WHITE DE, WISE AP, ROSENBERG SA (1995) Combination therapy with interferon alfa-2a and interleukin-2 for the treatment of metastatic cancer. *J Clin Oncol* 13:1110-22.

MOCELLIN S (2012) Peptides in Melanoma Therapy. *Curr Pharm Des.*

MORTON DL, WANEK L, NIZZE JA, ELASHOFF RM, WONG JH (1991) Improved long-term survival after lymphadenectomy of melanoma metastatic to regional nodes. Analysis of prognostic factors in 1134 patients from the John Wayne Cancer Clinic. *Ann Surg* 214:491-9; discussion 9-501.

NAZARIAN R, SHI H, WANG Q, KONG X, KOYA RC, LEE H, *et al.* Melanomas acquire resistance to B-RAF(V600E) inhibition by RTK or N-RAS upregulation. *Nature* 468:973-7.

NESTLE FO (2002) Vaccines and melanoma. *Clin Exp Dermatol* 27:597-601.

PALAMARA F, MEINDL S, HOLCMANN M, LUHRS P, STINGL G, SIBILIA M (2004) Identification and characterization of pDC-like cells in normal mouse skin and melanomas treated with imiquimod. *J Immunol* 173:3051-61.

PARMIANI G, CASTELLI C, RIVOLTINI L, CASATI C, TULLY GA, NOVELLINO L, *et al.* (2003) Immunotherapy of melanoma. *Semin Cancer Biol* 13:391-400.

RAYMOND L. Barnhill MJT (2004) *Pathology of Malignant Melanoma.* Springer: New York.

RIDOLFI L., FIAMMENGHI L., PETRINI M., GRANATO A., ANCARANI V., PANCISI E, *et al.* (2010) Low-dose temozolomide modulation of peripheral blood regulatory T cells before dendritic cell-based vaccination in metastatic melanoma: Phase I/II study. *Journal of Clinical Oncology*:TPS311.

ROSENBERG SA (2001) Progress in human tumour immunology and immunotherapy. *Nature* 411:380-4.

SCHMIDT H, BROWN J, MOURITZEN U, SELBY P, FODE K, SVANE IM, *et al.* (2010) Safety and clinical effect of subcutaneous human interleukin-21 in patients with metastatic melanoma or renal cell carcinoma: a phase I trial. *Clin Cancer Res* 16:5312-9.

SHANKARAN V, IKEDA H, BRUCE AT, WHITE JM, SWANSON PE, OLD LJ, *et al.* (2001) IFNgamma and lymphocytes prevent primary tumour development and shape tumour immunogenicity. *Nature* 410:1107-11.

SPARANO JA, FISHER RI, SUNDERLAND M, MARGOLIN K, ERNEST ML, SZNOL M, *et al.* (1993) Randomized phase III trial of treatment with high-dose interleukin-2 either alone or in combination with interferon alfa-2a in patients with advanced melanoma. *J Clin Oncol* 11:1969-77.

TERHEYDEN P, KORTUM AK, SCHULZE HJ, DURANI B, REMLING R, MAUCH C, *et al.* (2007) Chemoimmunotherapy for cutaneous melanoma with dacarbazine and epifocal contact sensitizers: results of a nationwide survey of the German Dermatologic Co-operative Oncology Group. *J Cancer Res Clin Oncol* 133:437-44.

TOPALIAN SL, HODI FS, BRAHMER JR, GETTINGER SN, SMITH DC, MCDERMOTT DF, *et al.* (2012) Safety, activity, and immune correlates of anti-PD-1 antibody in cancer. *N Engl J Med* 366:2443-54.

VILLANUEVA J, VULTUR A, LEE JT, SOMASUNDARAM R, FUKUNAGA-KALABIS M, CIPOLLA AK, *et al.* Acquired resistance to BRAF inhibitors mediated by a RAF kinase switch in melanoma can be overcome by cotargeting MEK and IGF-1R/PI3K. *Cancer Cell* 18:683-95.

WACK C, BECKER JC, BROCKER EB, LUTZ WK, FISCHER WH (2001) Chemoimmunotherapy for melanoma with dacarbazine and 2,4-dinitrochlorobenzene: results from a murine tumour model. *Melanoma Res* 11:247-53.

Ahmad Jalili [1], Georg Stingl, [1, 2, ‡]

[1]Division of Immunology, Allergy and Infectious Diseases,
Department of Dermatology,
Medical University of Vienna,
1090 Vienna, Austria
[2] Division for Mathematics and the Natural Sciences,
Austrian Academy of Sciences, Vienna, Austria
‡ Univ. Prof. Dr. Dr. h.c. Georg Stingl M.D
Division of Immunology, Allergy and Infectious Diseases (DIAID)
Department of Dermatology
Medical University of Vienna, Allgemeines Krankenhaus
Währinger Gürtel 18-20
Vienna A-1090, Austria
Tel.: +43 1 404007705
Fax: +43 1 404007574
e-mail: georg.stingl@meduniwien.ac.at

Molekular gezielte Therapie des metastasierten Melanoms

Christoph HÖLLER (Wien)

Zusammenfassung

Die Einführung der molekular gezielten Therapien in die Behandlung des metastasierten Melanoms hat diese in den letzten Jahren deutlich verändert. Interessanterweise dienen nicht nur intrazelluläre Onkogene der Melanomzelle als Zielstruktur, sondern auch immun-regulatorische Proteine, deren Blockade eine T-Zell vermittelte Tumorantwort auslösen kann. Während durch Chemotherapie nie ein Überlebensvorteil bei Patienten mit metastasiertem Melanom erreicht werden konnte, haben sowohl der B-raf Inhibitor Vemurafenib als auch der CTLA4 blockierende Antikörper Ipilimumab in randomisierten Phase III Studien ein verbessertes Gesamtüberleben gezeigt und sind heute die neuen Therapiestandards in der Melanomtherapie. B-raf Inhibitoren zeigen ein oft rasches und dramatisches Ansprechen bei mehr als 50% der Patienten mit einer aktivierenden B-raf Mutation im Tumorgewebe, jedoch kommt es bei der Mehrheit der Patienten innerhalb von 6 bis 8 Monaten zum Auftreten von Resistenzen. Im Gegensatz dazu kann ein Ansprechen auf die durch Ipilimumab induzierte Immunantwort erst nach mehreren Wochen auftreten, führt aber bei ungefähr 25% der Patienten zu einem Langzeitüberleben von mehr als 3 Jahren. Von besonderer Bedeutung ist aber auch, dass diese rezenten Erfolge eine Türöffnerfunktion für die Entwicklung von weiteren molekular gezielten Therapeutika, wie MEK-Inhibitoren, PD-1 blockierenden Antikörpern und Kombinationsstrategien haben. Dies wird zu weiteren Verbesserungen für Patienten mit metastasiertem Melanom beitragen.

Abstract

Targeted Therapy of metastatic Melanoma

Recent developments have introduced the concept of molecular targeted therapy into the treatment of metastatic melanoma. Most interestingly this does not only include targeting of intracellular oncogenes in the tumor cells, but does also include targeting of immune checkpoint regulators thereby inducing a T-cell dependent anti-tumor immune-response. While chemotherapy has never demonstrated a survival benefit for this group of patients, the B-raf inhibitor Vemurafenib as well as the CTLA4 blocking antibody Ipilimumab have demonstrated benefits in overall survival in randomized phase III trials and have become the new standards in melanoma therapy. B-raf Inhibitors demonstrate an often quick and dramatic response in more than 50% of patients carrying an activating B-raf mutation in their tumor, but resistance does develop within 6 to 8 months in the majority of patients. In contrast response to the Ipilimumab induced immune reaction can take several weeks to develop, but is associated with durable 3 year survival rates of approximately 25%. Most importantly, these initial successes are an important stimulus for the development of further targeted strategies like MEK-inhibitors, PD-1 blocking agents and combination therapies, which will lead to continuous improvements for patients with metastatic melanoma.

Das Melanom, der häufigste metastasierende Tumor der Haut, stellt im Stadium der Fernmetastasierung eine große therapeutische Herausforderung dar. Noch vor kurzem galt die Chemotherapie mit Dacarbazin, trotz Ansprechraten von nur 15-20%, als Therapiestandard. Auch andere Zytostatika oder Zytostatika-kombinationen haben keinen positiven Einfluss auf die Überlebenszeit von Patienten mit einem metastasierten Melanom gezeigt. Rezente Studien haben nun gezeigt, dass sich dies durch die Anwendung molekular gezielter Therapeutika in Zukunft ändern wird.

Die Basis für viele der derzeit in Entwicklung befindlichen Therapien wurde durch die Entdeckung einer aktivierenden Mutation in der Kinase BRAF, welche bei ungefähr 50% der Melanompatienten vorkommt, gelegt (DAVIES, BIGNELL et al. 2002). BRAF ist Teil des MAP-Kinase (Mitogen Activated Protein-Kinase) Signalwegs, welcher das Wachstum, die Invasivität als auch den aktiven Zelltod, die Apoptose, von Tumorzellen reguliert. Zusätzlich wird die Produktion von angiogenen Faktoren als auch die Expression von Tumorantigenen beeinflusst. Im selben Signalweg waren bereits aktivierende Mutationen von NRAS, einem Protein das wiederum BRAF aktivieren kann, bekannt. In kurzer Abfolge wurden viele weitere Mutationen oder Amplifikationen von Proteinen in diesem Signalweg als auch im nahe verwandten PI3-Kinase (Phosphatidyl-Inositol 3-Kinase)/ AKT-Signalweg im Melanom beschrieben. Von hoher Bedeutung für die Verwendung solcher Proteine als therapeutische Targets ist, dass Tumorzellen von einer aktivierenden Mutation abhängig sein können. Eine Hemmung eines solchen Onkogens ist daher für die Tumorzelle nicht leicht zu umgehen.

BRAF Inhibitoren

Ungefähr 50 Prozent aller Melanome weisen eine aktivierende Mutation in der im MAP-Kinase Signalweg involvierten Kinase BRAF auf, welche das Wachstum der Tumorzellen antreibt. Zusätzlich liegt in weit über 80% diese Mutation an einer einzigen Position im Protein und führt zu einem Austausch der Aminosäure Valin zu Glutamat an Position 600 (V600E). Vemurafenib war der erste

Kinaseinhibitor, welcher eine relative Selektivität für das mutierte Protein aufweist und hat in klinischen Studien eine eindrucksvolle Aktivität gezeigt. In der entscheidenden Phase III Studie hat Vemurafenib einen klaren Überlebensvorteil im Vergleich zu einer Chemotherapie mit Dacarbazin bei Patienten mit einer V600E Mutation gezeigt (CHAPMAN, HAUSCHILD et al. 2011). Die prominentesten Nebenwirkungen der Therapie mit spezifischen BRAF Inhibitoren sind Arthralgien, Exantheme, palmoplantare Hyperkeratosen, Übelkeit, Müdigkeit und das Auftreten von niedrig invasiven Hauttumoren, vorwiegend Keratoakanthomen, wenige Wochen nach Einleitung der Therapie. Dies hängt möglicherweise mit einer Super-Aktivierung des MAP-Kinase Signalweg in Zellen mit RAS-Mutationen durch BRAF Inhibitoren zusammen, welche vor kurzem beschrieben wurde(HEIDORN, MILAGRE et al. 2010). Aufgrund des niedrig malignen Charakters dieser Tumore waren diese jedoch, meist durch eine Exzision, leicht zu therapieren.

Bereits in frühen präklinischen Daten konnte gezeigt werden, dass zur kompletten Hemmung des Signalweges eine alleinige Hemmung der BRAF Kinase oft nicht oder nur vorübergehend ausreichend ist (PARAISO, FEDORENKO et al. 2010). Zusätzlich zeigten Daten aus BRAF mutierten Zellinien welche eine Resistenz gegen BRAF Inhibitoren entwickelt haben, dass diese Resistenz oft auf Mechanismen beruht, welche den MAP-Kinase Signalweg durch Umgehung von BRAF und Aktivierung von MEK, der Kinase welche B-raf nachgeschaltet ist, reaktivieren. Beschrieben wurde die Aktivierung von COT, einer alternativen Kinase, die verstärkte Expression der RAF-Isoform CRAF, das Auftreten von N-ras Mutationen oder die Aktivierung von Tyrosinkinase-Rezpetoren, welche nun als Treiber des Tumorwachstums dienen können (JOHANNESSEN, BOEHM et al. 2010; NAZARIAN, SHI et al. 2010).

MEK Inhibitoren

Die MEK Kinase mit ihren Isoformen MEK1 und MEK2 ist eine zentrale Schaltstelle in der Signalkaskade der Onkogene RAS und RAF. Durch Mutationen dieser Onkogene, durch autokrine Wachstumsfaktoren aber auch durch Mutationen der dazugehörigen Rezeptoren, ist die MEK-Kinase in nahezu allen Melanomen aktiv und bietet somit ein attraktives Ziel in der Therapie dieser Erkrankung. BRAF und geringer auch RAS mutierte Zellen schienen *in vitro* besonders sensitiv für eine Therapie mit MEK Inhibitoren zu sein (SOLIT, GARRAWAY et al. 2006), jedoch zeigten Folgestudien, dass nicht alleine der BRAF/RAS Status der Zellen, sondern viel mehr die Expression eines Sets von Genen das Ansprechen auf MEK Inhibitoren reguliert.

PD0325901 ist ein nicht-kompetitiver MEK Inhibitor, der in präklinischen Versuchen zeigen konnte, dass damit unabhängig des BRAF Status der Melanomzellen der Zellzyklus gestoppt, deutlich mehr Apoptose induziert und die

Produktion proangiogener Wachstumsfaktoren wie VEGF oder Interleukin 8 reduziert werden kann. In einer Phase I Studie erzielten drei der 29 Melanompatienten ein partielles Ansprechen und weitere zehn zumindest eine Stabilisierung der Erkrankung. Trotzdem wurde die Studie noch vor Erreichen der geplanten Patientenzahl aufgrund ausgeprägter Nebenwirkungen, im speziellen Thrombosen der Retinagefäße und Neurotoxizität, abgebrochen.

Selumetinib (AZD6244) ist ein allosterischer MEK Inhibitor, der *in vitro* zu einem Zellzyklusarrest führt. In Tiermodellen konnte gezeigt werden, dass die Monotherapie mit AZD6244 zu einer deutlichen Reduktion des Tumorvolumens, jedoch nicht zu einer Zunahme an Apoptose führt und somit ausschließlich zytostatisch wirkt. Erst durch die Kombination mit Docetaxel konnte Apoptose induziert werden. In einer Phase I Studie mit insgesamt 57 Patienten wurden zwanzig Stadium IV Melanompatienten eingeschlossen. Bei acht dieser Patienten konnte eine Stabilisierung ihrer Erkrankung erreicht werden. Die DNA Mutationsanalyse dieser Melanome zeigte vier NRAS, eine KRAS und eine BRAF Mutation. Patienten mit Mutationen waren mit 3,5 versus zwei Monaten länger in der Studie. Aufgrund der sehr kleinen Fallzahl konnte jedoch keine Korrelation zwischen Mutationen und Verlauf der Erkrankung hergestellt werden.

Trametinib (GSK1120212) konnte in einer rezent publizierten Phase III Studie als erster MEK-Inhibitor ein verbessertes Gesamtüberleben im Verglich zu Chemotherapie bei Patienten mit aktivierender B-raf Mutation zeigen, wobei die Asprechraten etwas niedriger waren, als Sie unter B-raf Inhibitoren beobachtet wurden. (FLAHERTY, ROBERT et al. 2012)

B-raf/Mek-Inhibitor Kombination

Basierend auf den erfolgreichen Daten für B-raf und MEK Inhibitoren, insbesondere jedoch auch augrund der Daten zu den Mechanismen der Resistenz gegen B-raf Inhibitoren, wurde bereits früh die Kombination eines B-raf Inhibitors mit einem MEK-Inhibitor als mögliche Kombinationstherapie mit besserem Ansprechen und geringerem Auftreten von Resistenzen vorgeschlagen (EMERY, VIJAYENDRAN et al. 2009). Erste klinische Daten aus einer Phase I Dosissteigerungsstudie zu dieser Kombinationstherapie zeigten teils sehr hohe Ansprechraten (J Clin Oncol 29: 2011 (suppl; abstr CRA8503)). Die Kombination aus einem B-raf und einem MEK-Inhibitor ist aber auch im Hinblick auf das Auftreten von Plattenepithelcarcinomen der Haut, welche unter B-raf Inhibitoren beobachtet wird, von hohem Interesse. Durch die Kombination des B-raf Inhibitors mit einem MEK-Inhibitor konnte die Frequenz von dieser Tumore auf unter 1% gesenkt werden.

CTLA-4 und PD-1 Antikörper

Das Prinzip der molekular gezielten Therapie hat auch Eingang in die Immuntherapie des Melanoms gefunden. Im Unterschied zur klassischen targeted therapy, bei der die therapeutischen Zielstrukturen in der Tumorzelle liegen, werden hier Proteine auf T-Zellen gehemmt über welche sonst ein die Immunantwort hemmendes Signal vermittelt wird. In Folge kommt es zu einer Aktivierung der T-Zell-Antwort gegen die Tumorzellen. Derzeit ist ein blockierender Antikörper gegen CTLA4 (cytotoxisches T-Lymphozyten Antigen 4) zugelassen und mehrere Antikörper gegen den PD1-Rezeptor (Programmed death-1) bzw. seine Liganden in klinischer Erprobung. Eine Phase III Studie mit dem gegen CTLA4 gerichteten humane, monoklonalen Antikörper Ipilimumab hat im Vergleich zu einer gegen gp100 gerichteten Vakzine einen Überlebensvorteil von 10 vs. 6 Monaten bei vorbehandelten Melanompatienten gezeigt (HODI, O'DAY et al. 2010). Der Benefit in der Ipilimumabgruppe war bei ca. 30% der Patienten zu beobachten, wobei mehr als die Hälfte dieser Patienten nach RECIST Kriterien „nur" eine Stabilisierung der Erkrankung zeigten. Entscheidend ist jedoch, dass sich klar zeigt, dass Ipilimumab bei ungefähr 25% der Patienten zu einem über mehrere Jahre anhaltenden Überleben führt. Ein weiterer wesentlicher Punkt in der gezielten Therapie gegen CTLA4 ist allerdings, dass bei ungefähr 60% der Patienten immunologische Nebenwirkungen durch T-Zell vermittelte Entzündungen in anderen Organen beobachtet wurden. Meist handelte es sich dabei um nur gering ausgeprägte Exantheme der Haut oder Entzündungen des Darms mit leichten Diarrhoen. Bei bis zu 20% der Patienten kam es jedoch zu schwerwiegenden Entzündungen, welche neben Haut und Darm auch die Leber, Schilddrüse oder Hypophyse betrafen.

Von besonderem Interesse sind jedoch rezent publizierte Daten zu Antikörpern gegen den PD-1 Rezeptor bzw. gegen seinen Liganden PD-L1 (BRAHMER, TYKODI et al. 2012; TOPALIAN, HODI et al. 2012). Diese haben bei Melanompatienten ein Ansprechen nach RECIST bei 29% der Patienten, teils in bereits sehr niedriger Dosierung, gezeigt, hingegen war die Rate an immunmediierten Nebenwirkungen deutlich geringer als unter einer Therapie mit dem CTLA-4 Antikörper. PD-L1 wird nicht nur auf antigen-präsentierenden Zellen, sondern auch auf Tumorzellen exprimiert und frühe Daten weisen darauf hin, dass die Expression von PD-L1 auf der Tumorzelloberfläche ein Indikator für ein Ansprechen auf eine gegen PD-1 gerichtete Therapie sein kann. Es würde damit ein Biomarker zur Verfügung stehen, welcher eine Auswahl von Patienten mit höherer Wahrscheinlichkeit eins Ansprechens erlaubt.

Zusammenfassend kann gesagt werden, dass die neuen molekular gezielten Therapien die Behandlung des Melanoms von Grund auf verändern werden und dem Ziel einer personalisierten, erfolgreicheren Therapie näher bringen werden.

Literatur

BRAHMER, J. R., S. S. TYKODI, et al. (2012). "Safety and activity of anti-PD-L1 antibody in patients with advanced cancer." N Engl J Med 366(26): 2455-2465.

CHAPMAN, P. B., A. HAUSCHILD, et al. (2011). "Improved survival with vemurafenib in melanoma with BRAF V600E mutation." N Engl J Med 364(26): 2507-2516.

DAVIES, H., G. R. BIGNELL, et al. (2002). "Mutations of the BRAF gene in human cancer." Nature 417(6892): 949-954.

EMERY, C. M., K. G. VIJAYENDRAN, et al. (2009). "MEK1 mutations confer resistance to MEK and B-RAF inhibition." Proc Natl Acad Sci U S A 106(48): 20411-20416.

FLAHERTY, K. T., C. ROBERT, et al. (2012). "Improved Survival with MEK Inhibition in BRAF-Mutated Melanoma." N Engl J Med.

HEIDORN, S. J., C. MILAGRE, et al. (2010). "Kinase-dead BRAF and oncogenic RAS cooperate to drive tumor progression through CRAF." Cell 140(2): 209-221.

HODI, F. S., S. J. O'DAY, et al. (2010). "Improved survival with ipilimumab in patients with metastatic melanoma." N Engl J Med 363(8): 711-723.

JOHANNESSEN, C. M., J. S. BOEHM, et al. (2010). "COT drives resistance to RAF inhibition through MAP kinase pathway reactivation." Nature 468(7326): 968-972.

NAZARIAN, R., H. SHI, et al. (2010). "Melanomas acquire resistance to B-RAF(V600E) inhibition by RTK or N-RAS upregulation." Nature 468(7326): 973-977.

PARAISO, K. H., I. V. FEDORENKO, et al. (2010). "Recovery of phospho-ERK activity allows melanoma cells to escape from BRAF inhibitor therapy." Br J Cancer 102(12): 1724-1730.

SOLIT, D. B., L. A. GARRAWAY, et al. (2006). "BRAF mutation predicts sensitivity to MEK inhibition." Nature 439(7074): 358-362.

TOPALIAN, S. L., F. S. HODI, et al. (2012). "Safety, activity, and immune correlates of anti-PD-1 antibody in cancer." N Engl J Med 366(26): 2443-2454.

ao.Univ. Prof. Dr. Christoph Höller

Abteilung für allgemeine Dermatologie
Universitätsklinik für Dermatologie
Medizinische Universität Wien
Waehringer Guertel 18-20
1090 Wien
Tel: +43-1-40400-7700
Fax: +43-1-40400-7699
e-mail: christoph.hoeller@meduniwien.ac.at

Bispezifische Antikörper für die Tumorimmuntherapie

Ludger GROSSE-HOVEST (Tübingen) und Gottfried BREM (Wien

Mit 8 Abbildungen

Zusammenfassung

Eine ausreichend selektive Therapie für Krebs, nach Herz-Kreislauf-Erkrankungen die Haupttodesursache, ist durch die Ähnlichkeit zwischen einer gesunden und einer transformierten Zelle außerordentlich schwierig. Das körpereigene Immunsystem zur Behandlung zu nutzen wurde durch die Entwicklung rekombinanter, voll-humaner Antikörper möglich. Die Steigerung ihrer Wirksamkeit durch die Kopplung mit Toxinen und Radionukliden verursachte jedoch zytotoxische Nebenwirkungen unabhängig von einer spezifischen Bindung der Antikörper. Dies führte zur Entwicklung von bispezifischen Antikörpern, welche die Spezifität gegen ein tumorassoziiertes Antigen und eine immunologische Effektorzelle kombinieren. Zusätzlich sollte jedoch eine Aktivierung der Immunzelle nur nach Bindung des Antikörpers auf der Tumorzelle stattfinden. Der rekombinante single-chain Fragment Antikörper r28M, der aus zwei verknüpften Antigen-bindenden Domänen (VL+VH - Linker - VH+VL) besteht, erkennt den aktivierenden CD28-Rezeptor humaner T-Lymphozyten und das Melanom-assoziierte Proteoglykan CSPG4. Als Alternative zur Zellkultur wurde die Produktion des r28M in transgenen Nutztieren (gene-farming) gewählt, welche sich durch geringere Kosten und höhere Ausbeute auszeichnet. Nach der Aufreinigung des r28M aus dem Blut transgener Rinder konnten stabile Dimere des Antikörpers nachgewiesen werden, die eine unveränderte, spezifische Affinität zu den Zielzellen besitzen. Weiters konnte *in vitro* die Proliferation und Interleukin 2 Sekretion humaner T-Zellen durch r28M in Anwesenheit von CSPG4-positiven Tumorzellen beobachtet werden, wobei die Lyse der Tumorzellen direkt auf aktivierte T-Zellen zurückzuführen war. Diese therapeutische Wirkung des Antikörpers r28M konnte auch *in vivo* in einem xenogenen Maus-Tumormodell erzielt werden, in dem eine einmalige Behandlung mit humanen PBMC und r28M zu verlängertem Überleben führte. Zuletzt wurde in einer klinischen Phase I/II-Studie bei Patienten mit metastasiertem Melanom nach der Injektion des Antikörpers r28M eine marginale Tumorregression festgestellt, wobei keine unerwünschten Nebenwirkungen zu verzeichnen waren.

Abstract

A sufficient selective therapy for cancer, the main cause of death after cardiovascular diseases, is complicated due to high similarity between healthy and transformed cells.

101

Using the body's own immune system for treatment was afforded by the development of recombinant, fully-humanized antibodies. However the enhancement of their effectivity by coupling with toxins and radionuclides caused cytotoxic side-effects independent of specific binding of the antibodies. These circumstances led to the development of bispecific antibodies, which combine the affinity for a tumor-associated antigen and an immune effector cell. Additionally the activation of immune cells should only be triggered after the antibody has bound to a tumor cell. The recombinant single-chain fragment antibody r28M, which consists of two linked antigen-binding domains (VL+VH - linker - VH+VL), detects the CD28-receptor on human T-lymphocytes and the melanoma-associated proteoglycan CSPG4. As alternative to cell culture the production of r28M in transgenic animals (gene-farming) was chosen, which goes along with lower costs and increased yield. After purification of r28M from the blood of transgenic cattle a stable dimeric form of the antibody could be detected, which exhibits an unchanged, specific affinity for the target cells. Furthermore the proliferation of human T-cells and their secretion of interleukin 2 by the use of r28M could be observed *in vitro* in the presence of CSPG4-positive tumor cells, ascribing the lysis of tumor cells directly to the activated T-cells. The therapeutic effect of the antibody r28M was also shown *in vivo* in a xenogene mouse tumor model, inducing prolonged survival after one-time treatment with human PBMC and r28M. Finally marginal tumor regression was ascertained in a clinical phase I/II-study in patients with metastatic melanoma after injection of the r28M antibody without any detectable side-effects.

Krebs ist nach Herz-Kreislauf-Erkrankungen die Haupttodesursache unter der Bevölkerung der Industriestaaten. Traditionellen Behandlungsmethoden wie Chirurgie, Radio- und Chemotherapie zum Trotz fordert diese Krankheit von Jahr zu Jahr mehr Menschenleben. Die weitgehende Ähnlichkeit zwischen einer gesunden und einer transformierten Zelle macht eine ausreichend selektive Therapie außerordentlich schwierig und verhindert in der Regel dauerhafte Behandlungserfolge. Seit vielen Jahren werden deshalb unter großem finanziellen und personellen Aufwand, begleitet von Enthusiasmus und Niederlage, alternative Therapiestrategien erforscht, die nach wie vor die alte Vision verfolgen, das körpereigene Immunsystem als Therapeutikum einzusetzen.

Die ersten Vermutungen, dass das Immunsystem einen Patienten vor neoplastischen Erkrankungen schützen kann, wurden von PAUL EHRLICH bereits 1909 geäußert (EHRLICH 1909). Interessanterweise wurden annähernd zur gleichen Zeit (1891) von WILLIAM B. COLEY bemerkenswerte Beobachtungen beschrieben, bei denen das Immunsystem zur Abstoßung eines Tumors stimuliert werden kann (COLEY 1910, COLEY 1991). Er beobachtete, dass bei einigen Tumorpatienten, die eine bakterielle Infektion erlitten, eine verstärkte Tumorregressionen zu verzeichnen war. Infolgedessen injizierte COLEY Hitze-inaktivierte bakterielle Extrakte (Coley's Toxin) Patienten im fortgeschrittenen Krebsstadium und konnte dadurch bei einzelnen Patienten einen Tumorrückgang und ein deutlich signifikant verlängertes Überleben erzielen. Basierend auf diesen

Experimenten behauptete COLEY, dass eine unspezifische Aktivierung des Immunsystems eine bereits existierende Immunantwort gegen Tumorzellen verstärken kann. Doch bislang konnten im Vergleich zu den immunprophylaktischen Vakzinen gegen Infektionskrankheiten, wie Pocken und Polio, bei den Vakzinierungen gegen etablierte chronische Infektionen und maligne Entartungen, keine durchschlagenden Erfolge erzielt werden. Durch Fortschritte auf Forschungsgebieten, die sich mit den molekularen und zellulären Funktionen des Immunsystems bei der Entstehung einer Immunantwort im allgemeinen und gegen Tumore im besonderen auseinandersetzen, wird die Entwicklung neuer und definierter Immuntherapeutika möglich.

Enorme Fortschritte hierzu wurden bereits durch die grundlegenden Arbeiten und bahnbrechende Entdeckung der sogenannten Antitoxine durch EMIL V. BEHRING (1890) zusammen mit seinem japanischem Kollegen Shibasaburo Kitasato möglich. Diese Antitoxine, mittlerweile besser als Antikörper bekannt, wurden initial als Wirkstoff zur Neutralisation des Diphtheria Toxins verwendet und PAUL EHRLICH war es, der die Verwendung dieser magischen Kugeln auch zur Tumortherapie vorschlug. Die Umsetzung dieses Traums blieb aber bis vor fast 40 Jahren unerreichbar. Erst durch die Entwicklung der Hybridoma-Technologie in den 70er Jahren durch CÉSAR MILSTEIN und GEORGES KÖHLER wurde es möglich monoklonale Antikörper einer definierten Spezifität in unbegrenzten Mengen herzustellen (KÖHLER UND MILSTEIN 1975). Diese Möglichkeit wurde umgehend für eine Tumortherapie mit Antikörpern aufgegriffen. Doch die Ergebnisse in der Klinik waren anfänglich allerdings eher enttäuschend. Dies kann zum Teil auf eine erhöhte Immunogenität und ungünstiger Pharmakokinetik der eingesetzten murinen Antikörper zurückgeführt werden. Durch die Weiterentwicklung der rekombinanten Antikörper-Technologie und der Generierung chimärisierter und voll-humaner Antikörper wurde es allerdings möglich, diese Probleme in den letzten Jahren zu beseitigen. Dennoch bleibt bis heute, die Wirksamkeit der Antikörper zu verbessern.

Die unzureichende biologische Wirksamkeit „nackter" monoklonaler Antikörper gab Anlaß zur Entwicklung verschiedener Ansätze der „Bewaffnung" von Antikörpermolekülen:

Immunotoxine: Durch Kopplung hochtoxischer Substanzen meist pflanzlichen oder bakteriellen Urprungs (z.B. Ricin A, Diphtherietoxin, Pseudomonas Exotoxin) oder Zytostatika an Antikörperfragmente wird versucht, ein wirksames Zellgift im Tumor selektiv anzureichern. Nachteilig hierbei ist, dass die Zytotoxizität auch unabhängig einer spezifischen Bindung vorhanden ist und dass antigennegative Tumorzellen nicht attackiert werden.

Radio-Immunokonjugate: Die Kopplung von Radionukliden an Antikörperfragmente ermöglicht einen gezielteren Einsatz ionisierender Strahlungen gegen Tumoren. So können sowohl antigenpositive als auch z.T. antigennegative Tumorzellen erreicht werden. Dennoch tritt auch hier die zytotoxische Wirkung unabhängig von einer spezifischen Bindung ein.

Keiner dieser Ansätze verfügt somit über wesentliche Voraussetzungen für eine erfolgreiche
Antikörper vermittelte Immuntherapie:

i. Der Effektormechanismus muß sehr effektiv sein.

ii. Auch *bystander*-Zellen, an die der Antikörper nicht bindet, sollten zerstört werden.

iii. Die Wirkung darf erst *nach* und nicht *vor* der spezifischen Bindung erfolgen.

Diese Forderungen haben u.a. zur Entwicklung bispezifischer Antikörper geführt, die die *Spezifität* von Antikörpern mit der *Wirksamkeit* von immunologischen Effektorzellen kombinieren und damit die oben genannten Bedingungen erfüllen könnten. Nicht zuletzt deswegen richten sich die Hoffnungen zunehmend auf die Therapie mit rekombinanten Antikörperkonstrukten, die vergleichsweise einfach und schnell mit nahezu beliebigen Eigenschaften modifiziert werden können.

Bispezifische Antikörper

Bispezifische Antikörper in ihrer einfachsten Definition sind Konstrukte aus zwei monoklonalen Antikörpern verschiedener Spezifität (KÖHLER UND MILSTEIN, 1975). Für den Einsatz in der Tumortherapie werden im allgemeinen Konstrukte verwendet, deren eine Spezifität gegen ein tumorassoziiertes Antigen und deren andere Spezifität gegen Antigene auf einer der immunologischen Effektorzellen gerichtet ist. Durch diese duale Spezifität können prinzipiell alle Effektorzellen an Tumorzellen redirigiert, aber nicht *per se* aktiviert werden. Daher muß das Antigen auf der Effektorzelle so gewählt werden, daß es möglichst effektiv eine Aktivierung der Zelle ermöglicht. Einer dieser aktivierenden Rezeptoren ist z.B. das CD28 Molekül auf T-Lymphozyten. Auf diese Weise gelingt es, die Vorteile der Spezifität von Antikörpern mit dem zytotoxischen Potential von Effektorzellen zu verknüpfen. Als Effektorzellen kommen mehrere Zellarten des Immunsystems in Frage (VAN SPRIEL et al., 2000), wobei sich T-Lymphozyten als besonders geeignet herausgestellt haben. Durch Fokussierung der T-Zellen auf Tumorzellen könnte neben dem primären Effekt der Zytotoxizität möglicherweise auch eine spezifische Immunität induziert werden. T-Zellen greifen als Effektor- und Regulatorzellen in eine Immunantwort ein, indem sie zu CD8+ CTL differenzieren oder als CD4+ Helferzellen durch Sekretion von Zytokinen andere immunkompetente Zellen rekrutieren und aktivieren. Dadurch wird eine lokale Immunreaktion induziert, die sich im günstigen Falle gegen den Tumor richtet. Somit werden die ersten beiden (i, ii) der oben aufgeführten Anforderungen zur Tumortherapie mit Antikörpern erfüllt. Unspezifische Bindungen intakter bispezifischer Antikörper an Fc-Rezeptor-tragende Zellen würden im Rahmen dieses Konzeptes unerwünschte Nebenwirkungen verursachen. Durch diese Bindung käme es neben der unspezifischen, Zielzell-unabhängigen Aktivierung der T-Zellen zusätzlich zu dem Phänomen der reversen Lyse; d.h. Fc-Rezeptor-tragende Zellen würden über ADCC (antibody dependent cellular cytotoxicity; Antikörper vermittelte zelluläre Toxizität) die T-Zelle lysieren. Um diese Effekte zu vermeiden, sollten bispezifische Antikörperfragmente ohne Fc-Teil verwendet werden. Diese können u.a. durch chemische Kopplung zweier Fab'-Fragmente (NITTA et al., 1989; JUNG et al., 1991) oder auf rekombinantem Wege (siehe auch Abb. 2) erzielt werden und sind in der Regel für jedes Antigen monovalent. Auf diese Weise kann sichergestellt werden, dass die T-Zell-Aktivierung nur in Gegenwart von Tumorzellen erfolgt (Anforderung iii). Durch die Monovalenz wird zusätzlich die Wahrscheinlichkeit einer Antigenmodulation gesenkt.

In Abbildung 1 ist das Wirkprinzip und Anforderungen an bispezifische Antikörper zusammenfassend dargestellt: Eine Aktivierung der Immunzelle über den aktivierenden Rezeptor (TRIC) darf nur nach Immobilisierung des bispezifischen Antikörpers auf der Tumorzelle nach Bindung an das Tumor-assoziierte Antigen (TAA) erfolgen. In Abwesenheit der Tumorzelle, und somit nur nach Bindung an die immunologische Effektorzelle darf es zu keiner Aktivierung kommen, welche ansonsten ein unerwünschtes systemisches Zytokin-Release-Syndrom zufolge hätte.

Anhand der Protein-biochemischen Kenntnisse von Antikörpermolekülen und den Fortschritten der rekombianten DNA-Technologie wurde die Entwicklung sogenannter single-chain Fv (scFv) Fragmente (Fragmente die nur aus den Antigen-bindenden Domänen VH und VL eines Antikörpers bestehen) möglich (Abb. 2). Durch Verknüpfung zweier verschiedener scFv-Fragmente durch Einbau eines Linker-Peptides können bispezifische Fragmenten (bi-scFv) aufgebaut werden (MALLENDER UND VOSS, 1994; GRUBER et al., 1994; KURUCZ et al., 1995).

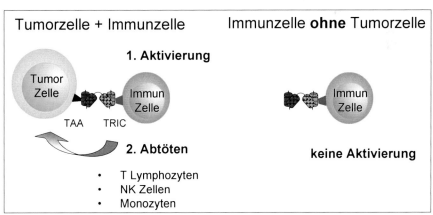

Abb. 1: Immun-Therapie mit bispezifischen Antikörpern: Das Prinzip der Tumorzell-restringierten Aktivierung von Immunzellen. TRIC: triggering receptor of immune cells; TAA: Tumor-assoziiertes Antigen

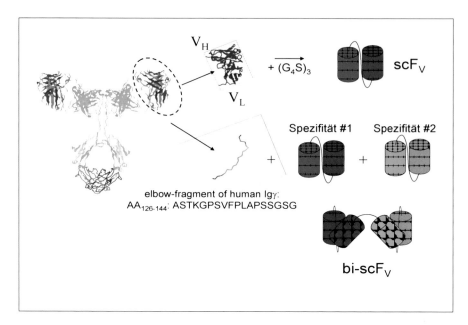

Abb. 2: Vom monospezifischen, bivalenten Antikörper zum bispezifischen, monovalenten scFv-Fragment; bi-scFv.

Ein solches rekombinantes bi-scFv Fragment ist das Molekül *r28M* (Abb. 3), welches an den aktivierenden Rezeptor CD28 auf humanen T-Lymphozyten und an das Melanom-assoziierte Proteoglykan CSPG4 (Abb. 4) bindet (GROSSE-HOVEST et al., 2003).

Artifizielle Moleküle wie diese sind allerdings in der Eukaryonten-Zellkultur nur sehr schwer und nur unter großen finanziellen Aufwendungen in ausreichenden Mengen zu produzieren. Eine ernsthafte Alternative hierzu bietet das sogenannte gene-farming, bei dem das rekombinante Protein in transgenen Nutztieren produziert wird (siehe Beitrag Müller und Brem). Dieses Verfahren konnte für das bi-scFv *r28M* erstmalig erfolgreich angewendet werden (GROSSE-HOVEST et al., 2004).

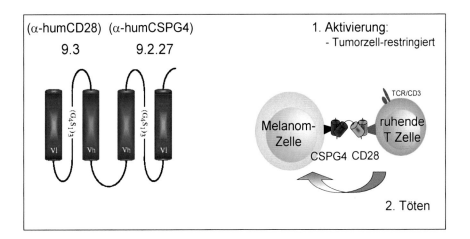

Abb. 3: Immun-Therapie mit bispezifischen Antikörpern. Das agonistische, bispezifische scFv-Fragment α-CD28 x α-Melanom (*r28M*).

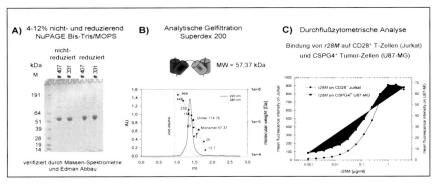

Abb. 4: Biochemische Analyse des bispezifischen scFv-Fragments *28M* gereinigt aus dem Serum geklonter transgener Rinder.

Biochemische Analysen des aus dem Serum geklonter Rinder gereinigten bispezifischen Antikörperfragments *r28M* zeigten, dass das Protein sowohl auf einem reduzierendem als auch nicht-reduzierendem Proteingel die molekulare Größe (ca. 58 kDa) entsprechend der Aminosäurezusammensetzung besitzt (Abb. 4A). Dahingegen war durch eine Größenausschluß-Chromatographie zu ersehen, dass die native Form des Proteins ein Molekulargewicht von etwa doppelter Größe (~120 kDa) aufweist (Abb. 4B). Offensichtlich bilden sich stabile dimere Formen des bispezifischen scFv-Fragmentes aus. Die funktionelle Bindung des

Proteins an die entsprechenden Zielstrukturen war, wie in durchflußzytometrischen Untersuchungen auf den entsprechenden Antigen-positiven Zielzellen gezeigt werden konnte, davon jedoch nicht beeinträchtigt (Abb. 4C).

Funktionelle *in vitro*-Charakterisierungen des aus dem Serum geklonter Rinder gereinigten Moleküls *r28M* ergaben, dass das bispezifische Antikörperfragment konzentrations-abhängig frisch isolierte humane PBMC nur in Anwesenheit einer Antigen (CSPG4)-positiven Tumorzelllinie zur Proliferation anregt (Abb. 5A). Wohingegen keine Aktivierung der PBMC bei Anwesenheit einer CSPG4-negativen Tumorzelllinie (SKBr3) zu verzeichnen war. Dieser Effekt konnte auch durch Messung der Interleukin 2 Sekretion humaner T-Zellen verifiziert werden. Auch hier war eine IL-2 Sekretion nur dann zu messen, sofern CSPG4-positive Tumorzellen vorhanden waren (Abb. 5B). Demnach erfolgt die Stimulation der humanen PBMC und insbesondere der T-Zellen durch *r28M* in einer Zielzell-restringierten Art und Weise, so, wie es von bispezifischen Antikörpern für den Einsatz für die Tumor-Immuntherapie gefordert ist.

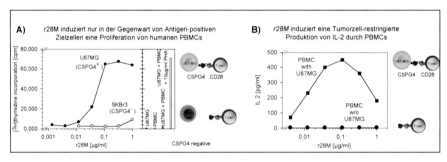

Abb. 5: Funktionelle Analysen: R28M induziert **A)** eine Zielzell-restringierte T-Zell Proliferation und **B)** eine Zielzell-restringierte Interleukin 2 Produktion.

Dass die Aktivierung der humanen PBMC nicht nur zur Proliferation von T-Zellen und zur Sekretion von Zytokinen führt, sondern darüber hinaus auch zu einem Töten von Tumorzellen, konnte sowohl in Chromium-Release-Experimenten (Abb. 6A) quantifiziert als auch qualitativ durch mikroskopische Betrachtungen (Abb. 6B) bewertet werden. Es war nahezu eine vollständige Lyse aller Tumorzellen, sofern sie CSPG4 positiv waren, zu verzeichnen (Abb. 6A links), wobei die Effekte direkt auf aktivierte T-Zellen zurückzuführen waren (Abb. 6A rechts). Eine Effektorzellpopulation, bei der die T-Zellen entfernt wurden (T cell depletiert), bewirkte kein Abtöten von Tumorzellen. Die Mikroskopaufnahmen belegen das Abtöten der Tumorzellen durch PBMC und zeigen, dass aktivierte PBMC als Zell-Aggregate auf den restlich verbliebenen Tumorzellen sitzen und diese abtöten (Abb. 6B rechts).

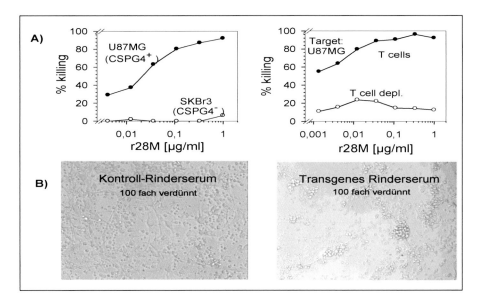

Abb. 6: Funktionelle Analysen: R28M induziert ein Töten durch aktivierte T-Zellen. **A)** Chromium-release Experiment mit den humanen Tumorzellen U87MG (CSPG4-positiv) und SKBr3 (CSPG4-negativ) sowie frisch isolierten humanen PBMC in einem Effektor-Zielzellverhältnis von 10:1. **B)** Frisch isolierte Humane PBMC kokultiviert mit der humanen CSPG4-positiven Tumorzelllinie U87MG wurden entweder mit einer 100-fachen Verdünnung eines Rinderkontrollserums (links) oder mit einem *r28M*-positiven Serum transgener Rinder (rechts) inkubiert. Längliche Zellen: Tumorzellen; kugelige Zellen: humane PBMC.

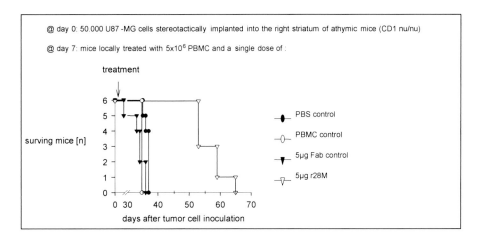

Abb. 7: Präklinische Evaluation von *r28M*.

Als weitere Vorstufe für den therapeutischen Einsatz des bispezifischen Antikörpers *r28M* für die Behandlung des malignen Melanoms, wurde die therapeutische Wirksamkeit des Antikörpers *in vivo,* in einem präklinischen, xenogenen Maus-Tumormodell bewertet. Nach stereotaktischer Inokulation von CSPG4-positiven Tumorzellen in Nacktmäuse und einer einmaligen Behandlung der Mäuse mit humanen PBMC und 5 Mikrogramm des bispezifischen Antikörpers nach 7 Tagen, konnte eine eindeutig signifikante Verlängerung des Überlebens erreicht werden (Abb. 7). Darüber hinaus konnte bei diesen Versuchen die *in vivo* Halbwertszeit des bispezifischen Antikörpers mit 6 Stunden bestimmt werden (GROSSE-HOVEST et al. 2005).

Die eigentliche Bewertung der Wirksamkeit des bispezifischen Antikörpers *r28M* sollte allerdings in einer klinischen Phase I/II-Studie erfolgen. Eine größere Menge des bispezifischen Antikörpers wurde zu diesem Zwecke nach Reinigung aus dem Serum geklonter Rinder bereitgestellt. Die Applikation des Antikörpers sollte bei Patienten mit metastasiertem Melanom in Kooperation mit der Dermatologischen Klinik in Tübingen erfolgen. Patienten sollte in einer Dosis-Eskalationsstudie der aus dem Serum geklonter Rinder gereinigte bispezifische Antikörper *r28M* zusammen mit autologen PBMC lokal appliziert werden (clinical trial identifier NCT00204594). Der erste behandelte Patient zeigte nach 14 Injektionen eine deutliche Inflammation an den Läsionen und marginale Tumorregressionen (Abb. 8). Unerwünschte Nebenwirkungen waren nicht zu verzeichnen. Eine Aktivierbarkeit der PBMC des Patienten wurde im Vorfeld durch einen *in vitro*-Proliferationsversuch (Abb. 8A) getestet, bei dem nochmals die Zielzell-abhängige Aktivierung der Effektorzelle belegt werden konnte.

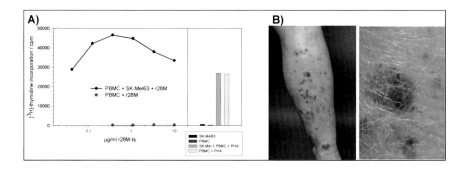

Abb. 8: Lokale Behandlung des metastasierten malignen Melanoms mit dem bispezifischen Antikörper r28M.

Aufgrund eines verheerenden Zwischenfalls bei der klinischen Erprobung eines CD28-spezifischen monoklonalen Antikörpers durch die Würzburger Firma Tegenero in London, bei der mehrere Probanden unter den Auswirkungen schwerster Nebenwirkungen zu Schaden kamen, wurde aus Sicherheitsgründen die klinische Studie mit dem bispezifischen Antikörper *r28M* von den regulatorischen Behörden zunächst gestoppt. Im Gegensatz zu dem bispezifischen Antikörper *r28M,* der aus genau diesem Grunde keinen Fc-Teil besitzt, war der Tegenero-Antikörper TGN1412, ein pan-klonal T-Zell-aktivierender und nicht Zielzell-restringierter monoklonalerAntikörper.

Literatur

COLEY, W.B. (1910). The Treatment of Inoperable Sarcoma by Bacterial Toxins (the Mixed Toxins of the Streptococcus erysipelas and the Bacillus prodigiosus). Proc R Soc Med. 3:1-48.

COLEY, WILLIAM B. (1991). The treatment of malignant tumors by repeated inoculations of erysipelas. With a report of ten original cases. 1893. Clin Orthop Relat Res. 262:3-11.

EHRLICH, P. (1909). Ueber den jetzigen Stand der Karzinomforschung. Ned. Tijdschr. Genees. 5:273–290.

GRUBER M, SCHODIN BA, WILSON ER, KRANZ DM. (1994). Efficient tumor cell lysis mediated by a bispecific single chain antibody expressed in Escherichia coli. J Immunol. 152:5368-74.

GROSSE-HOVEST L, HARTLAPP I, MARWAN W, BREM G, RAMMENSEE HG, JUNG G. (2003). A recombinant bispecific single-chain antibody induces targeted, supra-agonistic CD28-stimulation and tumor cell killing. Eur J Immunol. 33(5):1334-40.

GROSSE-HOVEST L, MÜLLER S, MINOIA R, WOLF E, ZAKHARTCHENKO V, WENIGERKIND H, LASSNIG C, BESENFELDER U, MÜLLER M, LYTTON SD, JUNG G, BREM G. (2004). Cloned transgenic farm animals produce a bispecific antibody for T cell-mediated tumor cell killing. Proc Natl Acad Sci U S A. 101(18):6858-63.

GROSSE-HOVEST L, WICK W, MINOIA R, WELLER M, RAMMENSEE HG, BREM G, JUNG G. (2005). Supraagonistic, bispecific single-chain antibody purified from the serum of cloned, transgenic cows induces T-cell-mediated killing of glioblastoma cells in vitro and in vivo. Int J Cancer. 117(6):1060-4.

JUNG G, FREIMANN U, VON MARSCHALL Z, REISFELD RA, WILMANNS W. (1991). Target cell-induced T cell activation with bi- and trispecific antibody fragments. Eur J Immunol. 21(10):2431-5.

KÖHLER G AND MILSTEIN C. (1975). Continuous cultures of fused cells secreting antibody of predefined specificity. Nature. 256(5517):495-7.

KURUCZ I, TITUS JA, JOST CR, JACOBUS CM, SEGAL DM. (1995). Retargeting of CTL by an efficiently refolded bispecific single-chain Fv dimer produced in bacteria. J Immunol. 154(9):4576-82.

MALLENDER WD, VOSS EW JR. (1994). Construction, expression, and activity of a bivalent bispecific single-chain antibody. J Biol Chem. 269(1):199-206.

NITTA T, YAGITA H, AZUMA T, SATO K, OKUMURA K. (1989). Bispecific F (ab')2 monomer prepared with anti-CD3 and anti-tumor monoclonal antibodies is most potent in induction of cytolysis of human T cells. Eur J Immunol. 19(8):1437-41.

VAN SPRIEL AB, VAN OJIK HH, VAN DE WINKEL JG. (2000). Immunotherapeutic perspective for bispecific antibodies. Immunol Today. 21(8):391-7.

Dr. Ludger Grosse-Hovest
Institut für Immunologie Eberhard Karls Universität, Tübingen
Managing Director
SYNIMMUNE GmbH
Auf der Morgenstelle 15
72076 Tübingen
Phone: +49-(0)7071-29-78843
FAX: +49-(0)7071-29-5653
www.synimmune.com

Gewinnung bispezifischer therapeutischer Antikörper aus transgenen Tieren

Sigrid MÜLLER (LAREZHAUSEN) , Ludger GROSSE-HOVEST (Tübingen) und Gottfried BREM (Wien)

Mit 6 Abbildungen und 3 Tabellen

Zusammenfassung

Seit der bahnbrechenden Forschungsarbeit von Emil von BEHRING (1890), die durch die Verwendung von Immunseren aus Tieren zur Grundlage der Serumtherapie wurde, finden Seren und deren Bestandteile Verwendung in der Diagnose und der Therapie von Krankheiten beim Menschen. Zusätzlich zur Herstellung von monoklonalen und polyklonalen Antikörpern wurden in den letzten Jahren durch rekombinante Gentechnologien zahlreiche artifizielle Antikörperderivate für den therapeutischen Einsatz generiert.

Bispezifische Antikörper gelten als vielversprechende potentielle Wirkstoffe zur effektiven Immuntherapie maligner Erkrankungen. Sie erkennen einerseits ein Zielmolekül auf der Oberfläche von Tumorzellen und aktivieren andererseits gezielt Effektorzellen des körpereigenen Abwehrsystems, die das unkontrolliert wachsende Zielgewebe identifizieren und zerstören.

Grundsätzlich ist die Herstellung verschiedener Antikörperfragmente auf chemischem, biologischem oder gentechnologischem Weg möglich. Die Kosten für therapierelevante Mengen sind sehr hoch und die Herstellung ausreichend großer Mengen für die Aufreinigung problematisch. Daher wurde in diesem Projekt eine Produktion bispezifischer CD28 Antikörper für die Melanomtherapie in transgenen Tieren versucht. Das r28M bezeichnete bispezifische Protein ist gegen ein Melanom-assoziiertes Proteoglykan und das humane CD28 Molekül auf T-Zellen gerichtet.

In den vergangenen Jahren wurden transgene Tiere als Bioreaktoren zur Produktion definierter, proteinbasierter Therapeutika vorgeschlagen, die ausreichende Mengen und optimierte Proteinqualität lieferten. Wir nutzten das sogenannte Gene Farming, um die Produktion von komplexen bispezifischen Antikörpern im Plasma von transgenen Kaninchen und klonierten Kühen zu demonstrieren. Das Protein konnte mit gutem Ertrag aus dem Plasma isoliert werden und hatte seine biologische Aktivität beibehalten.

Für die Konstruktion und die Optimierung der Expressionskasette, die zu einer hohen Expressionsmenge funktioneller bispezifischer Antikörper bi-scFv r28M im Serum führt wurden vier verschiedene Konstrukte durch Mikroinjektion in die Vorkerne von Kanincheneizellen getestet. Das Konstrukt mit einer Expressionsmenge von 10-100 mg/L wurde zur Transfektion von Rinderfibroblasten eingesetzt und die daraus resultierenden transgenen Zellen zur Generierung klonierter transgener Kälber. Insgesamt entstanden 11 lebende, transgene Foundertiere aus Kern- und Embryotransfer. Die Expressionsleistung der Kälber lag nach der Geburt bei 10 mg/L Plasma und steigerte sich im Alter von einem Jahr auf 100 mg/L. Die gereinigten r28M Antikörper waren funktionell und führten in *in vitro* Assays zur Zerstörung von Melanomzellen durch aktivierte T-Zellen.

Abstract

Since the pioneering work of Emil von BEHRING (1890), that became the basis of serum therapy by using animal immune serums, serum and serum constituents have been used in the diagnosis and treatment of human disease. In addition to monoclonal or polyclonal antibodies in a physiological format, various artificial antibody derivates generated by recombinant gene technology have been developed for therapeutic use. Bispecific antibodies are attractive tools for effective tumor immunotherapy. Directed against tumor-associated target antigens and to surface receptors mediating T-cell activation redirecting immunologic effector cells toward tumor cells they are able to identify and to kill tumor cells.

Basically it is possible to generate various antibody fragments chemically, biologically or by gene technology. However the costs to produce in sufficient yield and quality are very high, thus we tried to optimize the production strategy of bispecific CD28 antibodies by involving transgenic animals. The bispecific protein r28M is directed to a melanoma-associated protoeglycan and the human CD28 molecule on T cells.

In recent years, transgenic animals expressing a protein of choice have been suggested as bioreactors for the production of defined, protein-based therapeutics providing sufficient yields and optimized quality. We used the so-called gene farming approach to demonstrate the production of a complex bispecific single-chain antibody in the serum of transgenic rabbits and cloned cattle. The transgenic protein could be isolated from the serum with good yield and retained biological activity.

To decipher the relevant construction and to optimize the expression cassettes essential for high-level expression of functional bispecific antibodies bi-scFv r28M four different expression cassettes were microinjected into the pronucleus of rabbit oocytes. The construct that resulted in the expression of 10-100 mg/l r28M protein was used for transfection of bovine fetal fibroblasts. The resulting transgenic cells were used for nuclear transfer. Nuclear and embryo transfer resulted in 11 transgene, viable founder animals. The expression level in the blood was monitored and the calves showed an increase from 10 to 100 mg/l during the first 12 months post partum. After purification the bi-scFv r28M retained its biological function and *in vitro* cytotoxicity assays demonstrated r28M-induced T cell activation and tumor cell killing.

Vor beinahe 120 Jahren haben Emil von BEHRING und sein japanischer Kollege KITASATO entdeckt, dass das Blutserum eines Individuums, das eine Infektion überstanden hat, andere Individuen vor einer solchen Infektion schützt. Seit dieser Zeit haben die Entdeckung von Antikörpern und deren therapeutischer Einsatz vielen Menschen, die mit Seren von vorher immunisierten Tieren, das aus deren Blut gewonnen wurde, behandelt worden sind die Gesundheit und auch das Leben gerettet. Insofern blicken wir bei der Nutzung von Serum-Antikörpern (Abb. 1) zur therapeutischen Anwendung bei Menschen auf eine weit über ein Jahrhundert alte Tradition zurück. Seit der Entdeckung der Herstellung monoklonaler Antikörper durch KÖHLER und MILSTEIN (1975) wurde das diagnostische und therapeutische Anwendungsspektrum enorm erweitert und mittlerweile auch durch rekombinante Antikörperfragmente ergänzt.

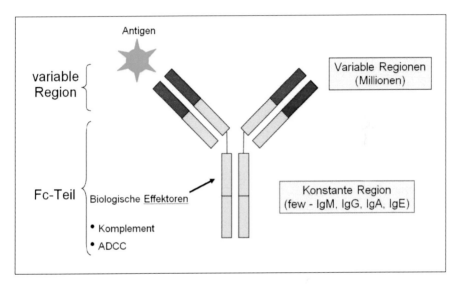

Abb. 1: Schematische Darstellung Monoklonaler Antikörper
        ADCC: antibody dependent cellular cytotoxicity; Antikörper vermittelte zelluläre
        Toxizität

Seit etwa einem Vierteljahrhundert wurden biotechnologische Verfahren zur Herstellung von Proteinarzneimitteln und auch Antikörpern entwickelt. Neben Bioreaktoren, bei denen Säugetierzellkulturen, Bakterien oder Hefen Verwendung finden, werden auch transgene Pflanzen oder Tiere zur Antikörperproduktion untersucht. Ein transgenes Tier besitzt eine definierte Veränderung im Genom, die nicht durch klassische Züchtung oder zufällige Mutagenese zu erreichen wäre. Additiver und rekombinanter Gentransfer erlauben es, Funktionen im transgenen Organismus gezielt und nachhaltig und somit vererbbar zu verändern.
In der Biotechnologie kann auf verschiedene Techniken zur Erstellung von transgenen Tieren zurückgegriffen werden:

1. Mikroinjektion von DNA-Konstrukten in befruchtete Eizellen
Das klassische Gentransferverfahren bei landwirtschaftlichen Nutztieren, die DNA-Mikroinjektion in Vorkerne befruchteter Eizellen (BREM et al., 1985; HAMMER et al., 1985) ist vergleichsweise aufwändig und liefert nur einen geringen Anteil transgener Tiere. Bei bis zu 30% kommt es zur Entstehung von Mosaiken, bei denen die mikroinjizierten Embryonen die zusätzliche Information nur in einem Teil der Körper- und Keimbahnzellen tragen. Darüber hinaus erfolgt bei der Vorkerninjektion die Integration der übertragenen DNA zufällig und kann einerseits durch Insertionsmutagenese (Zerstörung eines wichtigen endogenen Gens) oder durch Positionseffekte (Expression der transgenen Sequenz wird durch benachbartes Chromatin beeinflusst) zu Problemen führen.

2. Genetische Veränderung von embryonalen Stammzellen (ES-Zellen) zur Erzeugung chimärer Transgene
Das Alternativverfahren zur Vorkerninjektion wird seit 1987 erfolgreich bei der Maus eingesetzt und verwendet. Pluripotente embryonale Stammzellen können durch Morula-Aggregation oder Blastozysteninjektion zu Keimbahnchimären führen. Die Effizienz der Isolierung embryonaler Stammzellen bei Nutztieren ist bislang aber noch eingeschränkt (PRELLE et al., 1999).

3. Klonierung von Tieren aus genetisch veränderten Zellen
Bei der Erstellung genetisch veränderter Zellen wird die Veränderung der Zellen in der Zellkultur vorgenommen. Zusätzlich zum additiven Gentransfer mit zufälliger Integration sind hier gezielte Veränderungen im Genom durch homologe Rekombination, wodurch der Integrationsort gesteuert werden kann, möglich. Im Gegensatz zur Mikroinjektion sollen bei der Methode der Klonierung stabil transfizierter Zellen alle Nachkommen transgen sein (WILMUT et al., 1997; LAI ET AL., 2002).

4. Gentransfer mittels retroviraler Vektoren
Retroviren besitzen zwei Kopien eines einzelsträngigen RNA-Genoms, das nach dem Eindringen in eine sensitive Zelle in DNA umgeschrieben wird. Diese DNA wird als sog. Provirus in das Genom der Wirtszelle integriert. Werden Teile des retroviralen Genoms durch die zu transferierenden Sequenzen ersetzt, können die retroviralen Integrationsmechanismen für den Gentransfer genutzt werden.

Die Anwendungsmöglichkeiten transgener Tiere ergeben sich in verschiedenen Bereichen, die hier nur auszugsweise erwähnt werden können. In der Grundlagenforschung werden transgene Tiere als Modellsysteme für menschliche Krankheiten verwendet. Im Bereich der Tiergesundheit dienen sie der genetischen Immunisierung, der Übertragung von Resistenzgenen oder der Modifikation von endogenen Genen. Als Einsatzmöglichkeit in der Humanmedizin werden transgene Tiere als Produktionsorganismen (Bioreaktoren, Gene Farming) für therapeutische Proteine oder zur Bereitstellung von Organen für die Xenotransplantation generiert. Ein weiterer Ansatzpunkt bildet die Verbesserung tierischer Leistungen z.B. bei der Fleischproduktion (Wachstumshormon), in der

Fettverteilung bzw. Fettzusammensetzung, in der Milchzusammensetzung (Laktose-Gehalt, Caseine) oder auch bei Eigenschaften der Wolle.

Im unserem Projekt haben wir untersucht, ob mittels Generierung transgener Tiere auch modifizierte Antikörper, wie beispielsweise bispezifische Antikörper produziert werden können. Vorteile transgener Tiere als Produktionssysteme sind, dass Tiere autonome, sich selbst erhaltende geschlossene Systeme sind („vierbeinige Bioreaktoren), die selbst reproduzieren können, langfristig zu niedrigen Produktionskosten produzieren und dabei eine optimierte Proteinqualität im Hinblick auf native Faltung, Sekretion, Glykolisierung etc. erfolgt. Von Nachteil ist, dass die Generierung der primären Gründergeneration relativ aufwändig ist und viel anspruchsvolles „Know-how" und rechtliche/administrative Anforderungen erfüllt werden müssen.

Bispezifische CD28 Antikörpern gelten als aussichtsreiche potentielle Wirkstoffe bei der therapeutischen Behandlung von Tumorerkrankungen. Als Modellfall wurden bispezifische Antikörper für die Melanomtherapie ausgewählt. Bispezifische Antikörper erkennen zum einen ein Antigen, ein Zielmolekül auf der Oberfläche von Tumorzellen; zum anderen aktivieren sie gezielt Effektorzellen des körpereigenen Abwehrsystems, die das unkontrolliert wachsende Zellgewebe identifizieren und zerstören (GROSSE-HOVEST et al., 2004).

Die Möglichkeiten der klinischen Prüfung waren jedoch durch Probleme bei der Herstellung ausreichend großer qualifizierter Mengen mittels konventioneller Produktionsverfahren (chemische Synthese, Rekombination aus monoklonalen Antikörperfragmenten, Expression in CHO-Zellen) sehr eingeschränkt. Diese Produktionsverfahren waren zu aufwändig, zu wenig effizient, extrem teuer, führten zu hohem Ausschuss und falschen Konfigurationen. Transformierte Zellen produzierten nur etwa 1 bis 3 mg von single chain bispezifischen Antikörpern. Deshalb haben wir versucht, als Alternative eine Produktion in transgenen Tieren umzusetzen.

Ein erster Versuch zur Expression in der Milchdrüse transgener Kaninchen war nicht erfolgreich, zumindest konnten wir in der Milch transgener Kaninchen das gesuchte Fremdprotein nicht nachweisen. Dies war insofern überraschend, da Experimente, die wir Anfang der neunziger Jahre durchführten (BREM und WEIDLE 1991, WEIDLE, LENZ BREM, 1991) gezeigt hatten, dass monoklonale Antikörper, die durch ein Genkonstrukt codiert worden waren, in Mengen bis zu 1g pro Liter ins Serum transgener Nutztieren exprimiert worden waren.

In Erinnerung an diese Untersuchungen haben wir deshalb anschliessend durch DNA-Mikroinjektion transgene Kaninchen generiert, bei denen die Expression unter der Kontrolle von Antikörper-Promotoren, die in den früheren Experimenten funktioniert hatten, in Plasmazellen erfolgen sollte. Insgesamt wurden vier Konstrukte (Abb. 2), die alle zur Expression funktioneller bispezifischer Antikörper ins Plasma führten, getestet. Aber erst mit dem vierten Konstrukt wurde eine Expression von bis zu 100 mg r28M bispezifischer Antiköper pro

Liter Plasma erzielt. Die auf diese Weise hergestellten Antikörper erwiesen sich sowohl bei Verwendung von verdünntem Plasma als auch nach Reinigung aus dem Plasma in *in vitro* Killing-Assays mit humanen Tumorzellen und humanen PBMCs als funktionell. Um größere Mengen an bispezifischen Antikörpern zu produzieren, wurde das in den Kaninchenversuchen optimierte Konstrukt anschliessend verwendet um fetale Rinderfibroblasten zu transfizieren.

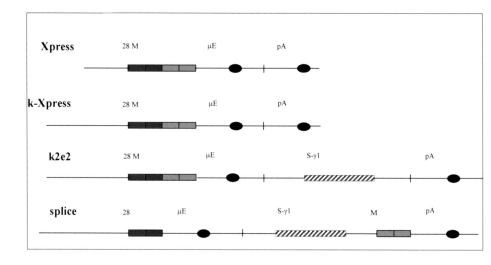

Abb. 2: Eukaryotische Expressionskassetten für B Zell spezifische Expression in transgenen Kaninchen (Grosse-Hovest et al. 2004)

Generierung eines transgenen Rinderklons

Für die Klonierung eignen sich sowohl fetale als auch adulte somatische Zellen (vorzugsweise Fibroblasten) jeder Spezies (Review KÜHHOLZER-CABOT UND BREM, 2002). Da die Zellen bei unserem Vorhaben genetisch verändert werden sollten, wurden wegen dem höheren Teilungspotential „jüngerer" Zellen, die nach maximal 50-60 Zellteilungen in Seneszenz übergehen, fetale Fibroblasten ausgewählt. Die Kalbinnen mit den Nummern 207 und 209 wurden am Tag 42 post conceptionem zur Fetengewinnung geschlachtet. Die dabei resultierenden Feten bzw. isolierten Zelllinien wurden analog zu den Mutternummern als Linie 207 bzw. Linie 209 bezeichnet. Zur Isolierung der Fibroblasten wurden die Feten auf Eis ins Labor transportiert. Nach mehrmaligem Waschen in einer Pufferlösung PBS (Phosphate Buffered Saline ohne Ca++/Mg++), wurden Kopf, Gliedmassen und innere Organe entfernt.

Die verbliebenen Rumpf/Hautteile wurden zur Auflösung des Zellverbandes zerkleinert und für ca. 15 min in Trypsin-EDTA-Lösung bei 37°C im Inkubator verdaut. Das verdaute Gewebe wurde mit Kulturmedium in ein Zentrifugenröhrchen überführt und das Lysat bei 200g zentrifugiert. Nach anschliessendem Resuspendieren der Zellen wurden diese in 10 cm Kulturschalen ausplattiert und im Inkubator bei befeuchteter Luft in 5% CO_2 und 37°C Umgebungstemperatur bis zur Konfluenz kultiviert. Diese Primärkultur wurde als sogenannte P0 = Passage 0 bezeichnet und entweder weiter kultiviert/passagiert oder in einem Tiefgefriermedium bestehend aus 90% FKS (fetales Kälberserum) und 10% DMSO (Dimethylsulfoxid) cryokonserviert. Da das Ziel war, weibliche transgene Tiere zu erstellen, wurde eine Geschlechtsdiagnostik durchgeführt. In den beiden Linien 207 und 209 wurde das weibliche Geschlecht mittels PCR-Analyse (AASEN und MEDRANO, 1990) nachgewiesen.

Der Einbau des µ-Enhancers zwischen die einzelnen scFv-Module (Abb. 3) entspricht im Prinzip der genomischen Organisation einer schweren Antikörperkette. Das erste scFv-Modul steht stellvertretend für die VDJ-Region, das zweite scFv-Modul stellvertretend für die CH_1-Region. Vor der Übertragung in die bovinen Fibroblasten wurde der Vektor mit dem Restriktionsenzym Ahd I linearisiert, um die Wahrscheinlichkeit einer stabilen Integration des Konstruktes zu erhöhen. Der Vektor enthält als Selektionsmarkergen Aminoglykosid-Phosphotransferase, das es den stabil transfizierten Zellen ermöglicht, in Anwesenheit des Antibiotikums G 418 zu wachsen.

Da verschiedene Zelllinien auf Geneticin individuell reagieren, wurden die Linien 207 und 209 vor der Transfektion auf ihre Widerstandsfähigkeit gegenüber G 418 getestet. Es wurden 4 verschiedene Konzentrationen von G 418 eingesetzt, in denen die Zellen kultiviert wurden: 0.8 mg/ml, 1.0 mg/ml, 1.2 mg/ml und 1.4 mg/ml. Über einen Zeitraum von 8 Tagen wurden die Zellen regelmässig beurteilt und der Anteil toter Zellen dokumentiert. Bei beiden Linien waren bei einer Konzentration von 1.0 mg/ml alle Zellen nach 7 Tagen abgestorben. Daher wurde diese Konzentration als Ausgangskonzentration zur Selektion von untransfizierten und transfizierten Zellen festgelegt.

Aus den in Frage kommenden Gentransfermethoden (Kalziumphosphat-Transfektion, Lipofektion, Elektroporation) zur genetischen Veränderung boviner Fibroblasten wurde die Lipofektion ausgewählt. Das verwendete Reagenz war LipofectAMINE Reagent der Firma Invitrogen. Lipofectamine gehört in die Gruppe, der auf kationischen Lipiden basierenden Transfektionskomponenten. Der Hauptbestandteil ist DOSPA (2,3-dioleyloxy-N-[2(sperminecarboxamido) ethyl]-N,N-dimethyl-1-propanaminium trifluoracetat). Bei physiologischem pH sind die 4 Aminogruppen des Spermins positiv geladen. Über diese positiv geladenen Aminogruppen wird das kationische Lipid an die negativ geladene DNA gebunden. Dies führt zur Kondensierung der DNA und zur Bildung von DNA-Lipid-Komplexen, die oberflächlich eine Lipidhülle tragen. Diese Komplexe werden von den Zellen durch Endozytose aufgenommen. Im

Zytoplasma werden die Komplexe (wahrscheinlich durch osmotische Zerstörung der endozytotischen Vesikel) freigesetzt, so dass die DNA im Laufe der nächsten mitotischen Teilung in den Zellkern gelangen kann. Da die Bildung der DNA-Lipidkomplexe durch Proteine gestört wird, muss die Komplexbildung unter serumfreien Bedingungen erfolgen.

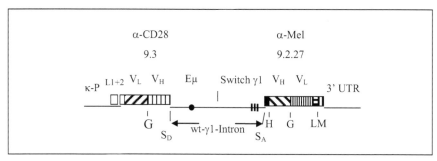

Abb. 3: bi-scF$_v$ r28M – Konstrukt zur Transfektion fetaler Rinderfiboblasten

Antikörperdomänen und Transkriptionskontrollelemente in Abb. 3 sind durch abgegrenzte Felder und Linien dargestellt. 5`-seitig der kodierenden Region liegt ein 1.2 kb muriner kappa-Promoter. Das 9.3 anti-CD28 scF$_v$ Fragment und die 5`-Sequenzen der Signalpeptide L1 und L2, die von einem Intron duchbrochen werden, sind durch einen Linker, der aus der Ellbogen-Region der humanen IgγCH$_1$-Domäne entwickelt wurde, mit dem 9.2.27 anti-Melanoma scF$_v$-Fragment verbunden. Der Aufbau des Konstruktes ist demnach wie folgt:

L1 + L2: Exon 1 und 2 kodierend für eine 19 aa leader-Sequenz
VL: Domäne der variablen leichten Kette
VH: Domäne der variablen schweren Kette
G: (G$_4$S)$_3$-Linker; H: C$_{H1}$-Linker; M: c-myc-tag;
Eµ: 1.85kb Intron-Element, das den µ-Enhancer enthält
Switch γ1: 3.65kb Intron-Sequenz, die die γ1-Switch-Region enthält
3` UTR: 1.8kb grosse 3`untranslatierte Region des murinen γ1-Lokus; wt-γ1-Intron: 5.5kb Intron-Sequenz der murinen Wildtyp γ1 schweren Kette; S$_D$: Splice Donor Site; S$_A$: Splice Acceptor Site.

Die bovinen Fibroblasten wurden 3 Tage vor der Transfektion aufgetaut und 24 Stunden vor Transfektionsbeginn als Passage 2 in einer Dichte von 10^5 Zellen in 35mm-Kulturschalen ausgesät. Pro Transfektionsansatz wurden 4 µl, 8 µl und 12 µl LipofectAMINE Reagenz mit je 2 µg Plasmid-DNA in 200 µl DMEM-Zellkulturmedium (ohne Serum) gemischt und mit weiteren 800 µl Medium auf die gewaschenen Zellen gegeben. In diesem Transfektionsmix wurden die Zellen fünf Stunden bei 37°C im Inkubator kultiviert. Aus Gründen der Toxizität des Cocktails und der Empfindlichkeit der Zellen hinsichtlich des Serumentzuges wurde nach dieser Zeit in jedes Well 1ml Medium mit 20% Serum zugegeben. Die Zellen wurden daraufhin weitere 24 Stunden bis zum ersten vollständigen Mediumwechsel kultiviert, so dass das Transfektionsreagenz noch weiter aktiv sein konnte. 48 Stunden nach Transfektionsbeginn wurden alle Ansätze 1:10 geteilt und gleichzeitig durch den Zusatz von 1 mg/ml Geneticin mit der Selektion begonnen.

Zehn Tage nach Selektionsbeginn waren Zellen beider Linien (207 und 209) in allen Ansätzen subkonfluent. Die Zellen aus jeweils zwei Ansätzen wurden geteilt und in 24-Well-Schalen mit je 100 Zellen bzw. in 96-Well-Platten mit je 3-30 Zellen pro Well ausgesät. Zur Sicherstellung der Resistenz wurde die Konzentration von Geneticin auf 1,2 mg/ml erhöht. Ein Teil der Zellen wurde zum Nachweis der Konstruktintegration für die PCR verwendet. Alle übrigen Zellen wurden bis zur weiteren Analyse cryokonserviert. Nach weiteren 15 Tagen Selektion waren die Neomycin-resistenten Zellen nahezu 100% konfluent. Aus diesen Passagen wurden Triplikate für PCR-Analyse, Cryokonservierung und Weiterkultur angelegt (SCHNIEKE et al., 1997). Zur DNA-Isolierung wurden die Proben aus den Zellklonen in 17 µl Kawasaki-Puffer plus 3 µl Proteinase K (20 mg/ml) für 2,5 Stunden bei 60°C lysiert. Die anschliessende Inaktivierung der Proteinase K erfolgte für 25 min bei 95°C. Als Template für die PCR wurden jeweils 5-6µl Lysat eingesetzt.

Positive Integration der bi-scFv r28M - DNA wurden mit einem an das zweite scFv-Exon bindenden sense-Primer (5`-TGG GGG AAC TGA GGT TTC TG-3`) und einem an die poly(A)-Region bindenden antisense-Primer (5`-GTC CCA TTC GCC ATT CAG-3`) nachgewiesen. Aus insgesamt 110 getesteten Klonen der beiden Zelllinien wurden 98 positive Klone detektiert, wobei sich die PCR-Signale unterschiedlich stark darstellten. Da die Zellen nach der Transfektion mit Beginn der Selektion nicht als Einzelzellklone sondern in einer Dichte von 3-100 Zellen ausgesät wurden, bestand die Wahrscheinlichkeit, dass es sich bei manchen Klonen um Mischklone aus positiven und negativen Zellen handeln könnte. Das Selektionsmarkergen konnte zufällig im Genom integriert und die Zellen dadurch resistent gegenüber Neomycin sein. Die PCR würde sich in diesem Fall als positiv erweisen, da auch positive Zellen in den Mischklonen vorhanden sind. Diese Möglichkeit wurde überprüft, indem bei ausgewählten positiven Klonen PCRs mit ein bis zehn Zellen durchgeführt wurden. Erwartungsgemäss waren ca. 20% der Zellen negativ. Aus allen positiven Klonen wurden 3 Klone ausgesucht, die für den Kerntransfer eingesetzt werden sollten. Dies waren 2 Klone aus der Linie 207 (207 C2/1 und 207 C2/11), sowie ein Klon aus der Linie 209 (209 C1/12).

Beim Kerntransfer wurde der Zellkern der Spenderzellen (Karyoplasten) in das Zytoplasma einer Empfängerzelle (Zytoplast) übertragen, aus der vorher das chromosomale genetische Material (mit Ausnahme der Erbinformation in den

Mitochondrien) durch Absaugen mit einer Mikropipette entfernt worden war. Als Empfängerzellen dienten Eizellen in der zweiten Reifeteilung. Im Rahmen dieses Projektes stammten die Eizellen aus Rinderovarien, die am Schlachthof gesammelt und bei 25 – 30°C Transporttemperatur in einer physiologischen Kochsalzlösung ins Labor transportiert worden waren. Aus 2-8 mm grossen Follikeln wurden die Eizellen mittels einer Pumpe aspiriert und anschliessend beurteilt. Für den weiteren Prozess wurden nur Eizellen mit mehrlagigem, kompaktem Cumulus und dunklem, gleichmässig granuliertem Cytoplasma verwendet und in Kulturmedium gewaschen. Die Cumulus-Oozyten-Komplexe wurden in Kulturmedium, dem die Hormone FSH und LH zugesetzt waren bei, 39°C Umgebungstemperatur und 5% CO_2-Gehalt, für 18 bis 20 Stunden im Brutschrank kultiviert. Nach dieser Reifungs/Maturationszeit wurden die Eizellen von den Cumuluszellen befreit (denudiert) und innerhalb der nächsten zwei Stunden enukleiert.

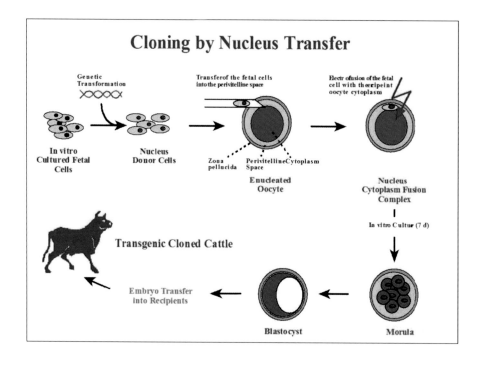

Abb. 4: Kerntransfer zur Generierung transgener Tiere

Die transfizierten bovinen Fibroblasten wurden in Vorbereitung auf den Kerntransfer trypsiniert, zentrifugiert, anschliessend in Einzelzellen resuspendiert und bis zur Klonierung im Kulturmedium aufbewahrt. Für den Kerntransfer wurde mittels Mundpipette jeweils eine einzelne Zelle in den perivitellinen Spalt der enukleierten Eizellen eingebracht. Die entstandenen Karyoplast-Zytoplast-Komplexe wurden für 10 μs einem doppelten elektrischen Puls von 2.1 kV/cm ausgesetzt, um die Fusionierung zu induzieren. 24 Stunden nach der Maturation wurden die fusionierten Karyoplast-Zytoplast-Komplexe zur Aktivierung fünf Minuten in 7%igem Ethanol inkubiert und anschliessend fünf Stunden in Cycloheximide und Cytochalasin B inkubiert. Zur weiteren Entwicklung wurden die Komplexe in SOF-Kulturmedium (SOF = synthetic oviduct fluid) in einer Atmosphäre von 5% CO_2, 5% O_2 und 90% N_2 bei 39°C kultiviert (ZAKHARTCHENKO et al., 2001). An den Tagen sechs oder sieben nach Kerntransfer wurden die Embryonen nach ihrem Entwicklungsstand und ihrer Transfertauglichkeit beurteilt und geeignete Embryonen selektiert (Abb. 4).

Die Übertragung der durch Kerntransfer produzierten Embryonen erfolgte auf zyklussynchrone Empfängertiere, deren Sexualzyklus dem Alter der zu übertragenden Embryonen entsprach. Der Tag der Brunst wurde dabei als Zyklustag 0 bezeichnet. Die Empfängertiere wurden durch eine einmalige Injektion eines Prostaglandin F2α-Analogons brunstsynchronisiert. Der Embryotransfer erfolgte unblutig am Tag sechs oder sieben nach Kerntransfer und pro Rezipient wurden ein bis drei Embryonen übertragen. Untersuchungen zur Feststellung der Trächtigkeit erfolgten 28 Tage nach Kerntransfer mittels rektal durchgeführter Ultraschalldiagnostik. Verifiziert wurden diese Untersuchungen durch manuell durchgeführte Trächtigkeitsuntersuchungen am Tag 42.

Insgesamt wurden 91 Embryonen auf 36 Empfänger übertragen, von denen am Tag 28 siebzehn Tiere als trächtig diagnostiziert worden waren. Zwei tragende Tiere abortierten innerhalb der ersten 3 Trächtigkeitsmonate. Zur Überprüfung der Integration des Konstrukts wurden 6 Tiere nacheinander geschlachtet und die resultierenden Feten analysiert. Dabei handelte es sich um 2 Trächtigkeiten aus klonierten Zellen der Linie 207 und 4 Trächtigkeiten aus der Linie 209 (Tab. 1). Bei vier gewonnenen Feten der Spenderzellen 207 (drei Feten waren in Resorption, ein Fetus erschien morphologisch intakt) konnte das Konstrukt mittels PCR bzw. FACs-Untersuchungen nachgewiesen werden. Sieben Feten aus der Linie 209 konnten nicht als transgen detektiert werden. Der eingesetzte Zellklon schien ein Mischklon zu sein, der aus überwiegend negativen Zellen bestand.

Die Linie 207 erwies sich als homogener. Deshalb wurde für weitere Kerntransferexperimente diese Linie verwendet. Aus den Trächtigkeiten wurden elf transgene Kälber geboren, davon starben zwei Kälber während bzw. kurz nach der Geburt. Bei allen Kälbern konnten Integration und Expression des bi-scF$_v$ r28M-Konstruktes nachgewiesen werden. Die Expressionsleistung lag bei den Kälbern nach der Geburt bei 10 mg/Liter Plasma und stieg im Alter von einem

Jahr auf bis zu 100 mg an. Die gereinigten r28M Antikörper waren funktionell und führten in *in vitro* Assays zur Zerstörung von Melanomzellen durch aktivierte T-Zellen.

Tab. 1: Klonierungsdaten der bovinen Fibroblastzelllinien 207/209 zur Erstellung bi-scFv r28M-transgener Kälber

Bovine Fibro-blasten	Kern-Trans-fer-Ein-heiten	Fusio-niert (%)	Geteilte Embry-onen (%)	Blasto-zysten (%)	Trans-ferierte Embry-onen	An-zahl Em-pfänger	Träch-tige Em-pfän-ger	Ab-ort-e	Gebore-ne Kälber
207 C2/1	265	243 (92%)	142 (58%)	90 (37%)	71	29	12*	2	9***
207 C2/11	44	43 (98%)	16 (37%)	6 (14%)	6	2	1	0	2
209 C1/12	43	41 (95%)	25 (61%)	14 (34%)	14	5	4**	0	0

*2 Empfänger wurden geschlachtet zur Analyse der Feten
**4 Empfänger wurden geschlachtet zur Analyse der Feten
***2 Kälber starben während bzw. kurz nach der Geburt

Um weitere bi-scFv r28M - transgene Tiere zu produzieren und dabei sicher positive Zellen zur Auswahl zu haben, wurden nach Gewinnung der ersten positiven Feten aus der Linie 207 Reklonierungsexperimente durchgeführt. Der Begriff Reklonierung beschreibt in unserem Fall die Klonierung von Zellen, die aus einem bereits durch Kerntransfer entstandenen Fetus stammten. Zu diesem Zweck wurden aus dem normal entwickelten, positiven Fetus (Nummer 229) Fibroblasten isoliert und mit diesen eine Zellkultur angelegt. Mutternummer und Zellliniennummer wurden identisch vergeben und die Zellen als bovine fetale Fibroblastlinie BFF 229 geführt. Da bei diesem Fetus Integrations- und Expressionsuntersuchungen positiv waren, musste jede einzelne Zelle transgen sein. Damit wurde das „Risiko" umgangen, weiterhin Zellen aus einem potentiellen Mischpool für die Klonierung zu verwenden, auch wenn die Klone der Linie 207 laut PCR-Ergebnis homogen transgen waren.

Zu diesem Zeitpunkt war auch noch nicht klar, wie viele der aus der primär transfizierten Linie 207 entstandenen Trächtigkeiten bis zum Geburtsdatum ausgetragen werden würden. Daher sollten noch weitere Klonierungen und Embryotransfers angeschlossen werden. Ein weiterer Grund für den Einsatz der Reklonierung eines bereits klonierten Fetuses war das Austesten der

Klonierungstauglichkeit stabil transgener Zellen in einer 2. Runde, da dieses Prozedere zur Durchführung von homologen Rekombinationen bzw. sog. Knockout-Experimenten unabdingbar ist.

Schon in früheren Experimenten wurden mit anderen Konstrukten primär transfizierte Zellen und Zellen aus klonierten, transgenen Feten für Kerntransferexperimente eingesetzt (ZAKHARTCHENKO et al., 2001). Dabei stellte sich heraus, dass der Anteil frühzeitig abortierter Trächtigkeiten sowie die Sterblichkeitsrate geborener Kälber nach Reklonierung erhöht waren. Auch die Arbeitsgruppe von J. Hill (HILL et al., 2001) berichtete von höheren Abortraten bis zum Tag 60. Es gelang nicht, einen lebensfähigen Fetus zu produzieren bzw. eine Trächtigkeit mit reklonierten Zellen aufrechtzuerhalten. Sehr viel erfolgreicher waren die Klonierungsergebnisse einer Kooperation japanischer und amerikanischer Wissenschaftler (KUROIWA et al., 2002; KUROIWA et al., 2004) zur Generierung Prionprotein-defizienter Rinder (Prnp 0/0 Rinder) bei gleichzeitigem knock-out beider Allele des Immunglobulin µ (IGHM). Aber auch hier waren die Abortraten signifikant erhöht.

In unserem Reklonierungsexperiment mit der transgenen Fibroblastzelllinie 229 wurden in 28 Klonierungsterminen 1115 Karyoplast-Zytoplast-Komplexe erstellt. Die Fusionsrate betrug 93,6%. Bis zum Tag zwei der Kultur haben sich 601 Embryonen geteilt und am Tag 6 bzw. 7 hatten sich 241 transfertaugliche Blastozysten entwickelt. Die Daten sind zur Übersicht in den Tabellen 2 und 3 aufgeführt.

Tab. 2: Reklonierungsdaten der transgenen, bovinen Fibroblastzelllinie 229 zur Erstellung bi-scFv r28M-transgener Kälber

Bovine Fibroblasten	P3 229
Kerntransfer-Einheiten	1115
Fusioniert (%)	1044 (93,6%)
Geteilte Embryonen (%)	601 (57,6%)
Blastozysten (%)	241 (23,1%)
Transferierte Embryonen	200
Anzahl Empfänger	103
Trächtige Empfänger	30
Aborte	20
Geborene Kälber	12

Von 241 Embryonen wurden 200 Blastozysten ausgewählt und auf insgesamt 103 Empfänger (1 bis 3 Embryonen pro Tier) übertragen. Am Tag 28 wurden per Ultraschall 30 Empfängertiere als trächtig diagnostiziert. Leider war die Abortrate mit 66,6 % (20 Tiere) sehr hoch. Die Tiere abortierten im Zeitraum von 3 Wochen bis 5 Monaten nach Feststellung der Gravidität.

Bei 3 Spätaborten konnten an den Kälbern Veränderungen wie vermehrte Wassereinlagerungen im gesamten Körpergewebe (Anasarka) festgestellt werden. 10 Empfängertiere trugen die Kälber annähernd bis zum errechneten Geburtstermin aus (Abb. 5). Zwei Tiere hatten im Laufe der Gravidität Eihautwassersucht entwickelt (die Kälber wurden tot geboren).

Tab. 3: Embryotransferdaten nach Reklonierung der bovinen Fibroblastzelllinie 229 zur Erstellung bi-scFv r28M-transgener Kälber

Bovine Fibro- blasten	Transferierte Embryonen	Anzahl Empfänger	Trächtige Empfänger	Aborte	Geborene Kälber	
					Lebend geboren	Tot
P₃ 229	200	103	30(29,1%)	20(66,6%)	7	5*

* 5 Kälber verstarben im Zeitraum von 2 Tagen bis 4 Wochen post partum infolge von Lebensschwäche ungeklärter Ursache, LOS (Large offspring syndrome) bzw. an den Folgen von Nabelentzündung und Peritonitis

Drei Kälber starben peripartal, wobei die pathologischen Untersuchungen keine Auffälligkeiten ergaben. Von den sieben lebend geborenen Kälbern verstarben drei Tiere innerhalb von zwei Tagen. Eines dieser Kälber zeigte typische Symptome des Large-offspring-syndrome und musste euthanasiert werden. Bei einem weiteren verstorbenen Tier ergab die pathologische Untersuchung Missbildungen am Herzen (Vorhofseptumdefekt). Die auch in anderen Arbeitsgruppen beobachtete erhöhte Anfälligkeit klonierter Tiere für Infektionen aller Art (HILL et al., 1999) zeigte sich auch bei unseren Kälbern. zwei Kälber entwickelten infolge verdickter und unverschlossener Nabelgefässe Omphalitis, Arteriitis, Phlebitis und Peritonitis, die chirurgische Eingriffe nötig machten. Obwohl die Operationen ohne Komplikationen verliefen verstarben die Kälber an Herz-Kreislauf-Versagen infolge der Entzündungen. Von den insgesamt zwölf aus Reklonierung geborenen Kälbern sind nur zwei Tiere gesund und am Leben geblieben.
 Ein Vergleich der Ergebnisse aus Klonierung primär transfizierter Zellen und der Reklonierung transgener Feten zeigt deutlich die signifikant höheren Verluste in der zweiten Klonierungsrunde. Erhöhte Embryonalsterblichkeit, peripartale Geburtsverluste und pathologische Veränderungen aller Art an Organen und Bewegungsapparat geborener Tiere treten bei der Rinderklonierung häufog auf. Dies führt auch zu einem Hauptproblem bei der Reklonierung fetaler Zellen. Die Feten werden meist in einem sehr frühen Stadium (Tag 35 bis 60 post

conceptionem) gewonnen. Dies geschieht einerseits, um so früh als möglich den Erfolg des Projektes hinsichtlich der genetischen Veränderungen überprüfen zu können und andererseits, um möglichen Aborten zuvorzukommen.

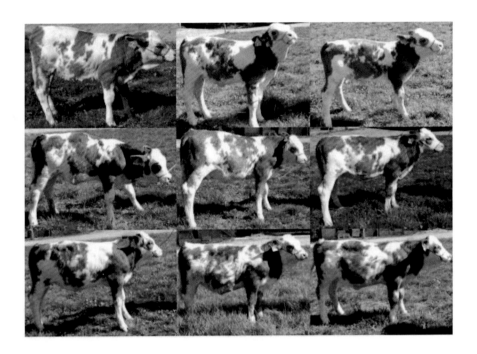

Abb. 5: r28M transgene Kälber aus somatischem Kerntransfer

Dies impliziert natürlich auch, dass ein Fetus mit einer Grösse von 1.5 cm bis 4.5 cm meist nur morphologisch beurteilt werden kann. Untersuchungen auf pathologische Veränderungen wurden nicht in ausreichendem oder wenig aussagekräftigem Rahmen durchgeführt. Es ist auch möglich, dass die ersten Anzeichen einer beginnenden Resorption der Feten übersehen werden. Isolierte Fibroblasten entwickeln sich in der Regel sehr gut in der Zellkultur und erstaunlicherweise lassen sich auch aus offensichtlich retardierten Feten noch proliferierende Kulturen anlegen.

Es besteht also die Möglichkeit, dass zur Reklonierung Zellen aus bereits vorgeschädigten Feten verwendet werden und dies zu noch höheren Verlusten und Sterblichkeitsraten führt als es in der Klonierung ohnehin auftritt. Worin der Grund der hohen Sterblichkeitsrate in unserem Projekt liegt ist nicht konkret festzulegen. Dass die Zellen zufällig aus einem entwicklungsdefizienten Fetus stammten, der als solcher nicht erkennbar war, liegt durchaus im Bereich des Möglichen.

Durch konventionelle Verpaarung der F0-Klone mit negativen männlichen Tieren wurden transgene Rinder der F1 bis F3 Generation gezüchtet (Abb. 6), die ebenfalls bis zu 100 mg r28M Antikörper exprimierten. Als Voraussetzung für die Zulassung der rekombinanten Antikörper aus transgenen Rindern für die klinische Prüfung wurde eine notwendige GMP gerechte Plasmapherese bei transgenen Rindern und die Reinigung der r28M Antikörper etabliert.

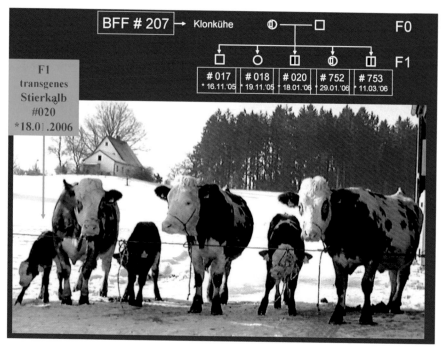

Abb. 6: Nachkommen von transgenen Foundertieren

Im nächsten Schritt soll nun versucht werden, eine ausreichend hohe Expression der bispezifischen Antikörper in der Milch transgener Kaninchen zu erreichen. Kaninchen sind dafür besonders geeignet, weil Kaninchen einen sehr hohen Proteingehalt, durchschnittlich 13%, in ihrer Milch aufweisen. Ziel ist, eine Expression in der Kaninchenmilch von 1 g/Liter Milch zu erreichen. Dann könnten in der Jahres-Milchmenge eines Kaninchens mehr Antikörper produziert werden als im Plasma einer Kuh im gleichen Zeitraum.

Literatur

AASEN E, MEDRANO JF.(1994). Amplification of the ZFY and ZFX genes for the sex identification in human, cattle, sheep, and goats. Biotechnology 8:127-129.

BREM G, BRENIG B, GOODMAN HM, SELDEN RC, GRAF F, KRUFF B, SPRINGMANN K, HONDELE J, MEYER J, WINNACKER EL (1985) Production of transgenic mice, rabbits and pigs by microinjection into pronuclei. Zuchthyg 20, 251-252.

BREM, G. AND U. H. WEIDLE (1991). Production of proteins with antibody activity in transgenic mammals. Frontiers of Biotechnology in Agriculture, 1.-4.8.1991, Sea of Galilee, Israel, 23.

GROSSE-HOVEST L, MULLER S, MINOIA R, WOLF E, ZAKHARTCHENKO V, WENIGERKIND H, LASSNIG C, BESENFELDER U, MULLER M, LYTTON SD, JUNG G, BREM G (2004) Cloned transgenic farm animals produce a bispecific antibody for T cell-mediated tumor cell killing. Proc Natl Acad Sci,101(18):6858-63.

HAMMER RE, PURSEL VG, REXROAD CE, WALL JR, BOLT DJ, EBERT KM, PALMITER RD, AND BRINSTER RL (1985) Production of transgenic rabbits, sheep and pigs by microinjection. Nature 315, 680-683.

HILL JR, ROUSSEL AJ, CIBELLI JB, EDWARDS JF, HOOPER NL, MILLER MW, THOMPSON JA, LOONEY CR, WESTHUSIN ME, ROBL JM, STICE SL (1999) Clinical and pathologic features of cloned transgenic calves and fetuses. Theriogenology 51: 1451-1465.

HILL JR, WINGER QA, BURGHARDT RC, WESTHUSIN ME (2001) Bovine nuclear transfer embryo development using cells derived from a cloned fetus. Anim Reprod Sci 67: 17-26.

KÖHLER, G. & MILSTEIN, C. (1975): Continuous cultures of fused cells secreting antibody of predefined specificity. Nature. 256, 495–497.

KÜHHOLZER-CABOT B AND BREM G (2002) Aging of animals produced by somatic cell nuclear transfer. Exp Ger, 37:1315-1321.

KUROIWA Y, KASINATHAN P, CHOI YJ, NAEEM R, TOMIZUKA K, SULLIVAN EJ, KNOTT JG, DUTEAU A, GOLDSBY RA, OSBORNE BA, ISHIDA I, ROBL JM (2002) Cloned transchromosomic calves producing human immunoglobulin. Nat Biotechnol. 20(9):889-94.

KUROIWA Y, KASINATHAN P, MATSUSHITA H, SATHIYASELAN J, SULLIVAN EJ, KAKITANI M, TOMIZUKA K, ISHIDA I, ROBL JM. (2004) Sequential targeting of the genes encoding immunoglobulin-mu and prion protein in cattle. Nat Genet. 36(7):775-80.

LAI L, KOLBER-SIMONDS D, PARK KW, CHEONG HT, GREENSTEIN JL, IM GS, SAMUEL M, BONK A, RIEKE A, DAY BN, MURPHY CN, CARTER DB, HAWLEY RJ PRATHER RS (2002) Production of alpha-1,3-galactosyltransferase knockout pigs by nuclear transfer cloning. Science, 295 (5557):1089-92.

PRELLE K, VASSILIEV IM, VASSILIEVA SG, WOLF E, WOBUS AM (1999) Establishment of pluripotent cell lines from vertebrate species--present status and future prospects. Cells Tissues Organs, 165(3-4):220-36.

SCHNIEKE AE, KIND AJ, RITCHIE WA, MYCOCK K, SCOTT AR, RITCHIE M, WILMUT I, COLMAN A, CAMPBELL KHS (1997). Human factor IX transgenic sheep produced by transfer of nuclei from transfected fetal fibroblasts. Science 278:2130-2133.

WEIDLE, U. H., H. LENZ AND G. BREM (1991). Genes encoding a mouse monoclonal antibody are expressed in transgenic mice, rabbits and pigs. Gene 98 : 185-191.

WILMUT I, SCHNIEKE AE, MCWHIR J, KIND AJ, CAMPBELL KH (1997) Viable offspring derived from fetal and adult mammalian cells. Nature, 385(6619):810-3.

ZAKHARTCHENKO V, MUELLER S, ALBERIO R, SCHERNTHANER W, STOJKOVIC M, WENIGERKIND H, WANKE R, LASSNIG C, MUELLER M, WOLF E, BREM G (2001) Nuclear transfer in cattle with non-transfected and transfected fetal or cloned transgenic fetal and postnatal fibroblasts. Mol Reprod Dev, 60(3):362-9.

Dr.Sigi Müller
Agrobiogen GmbH
Larezhausen 2
86567 Hilgertshausen
Tel. 08250 / 92790-11
Fax: 08250 / 92790-19
E-Mail: info@agrobiogen.de
Web: www.agrobiogen.de

Eröffnung des Christian Doppler Labors für Innovative Immuntherapie (CDIIT)

Reinhart Kögerler, Präsident der Christian Doppler Forschungsgesellschaft

Die Christian Doppler Forschungsgesellschaft fördert Grundlagenforschung mit Anwendungsbezug, genauer: grundlegende Forschung zu Fragestellungen von Unternehmen. Dabei betonen wir die Wichtigkeit des Anwendungsbezugs nicht deshalb, weil wir der Meinung wären, wissenschaftliche Forschung legitimiere sich primär durch den von ihr generierten wirtschaftlichen Nutzen, sondern weil der Verzicht auf die Anwendungsorientierung den Verzicht auf viele fruchtbare wissenschaftliche Fragestellungen – auch für die Grundlagenforschung – bedeutet. Durch die Gründung eines neuen CD-Labors wird daher das Forschungspotential der betreibenden Universität (und alle CD-Labors sind an Universitäten bzw. außeruniversitären Forschungseinrichtungen beheimatet – sie bilden keine selbständige Einheit) substantiell erhöht – und das mit Hilfe von Geldern, die zum erheblichen Teil von Unternehmen in cash eingebracht werden, die also „echte Drittmittel" sind.

Auf der anderen Seite bedeutet ein CD-Labor aber auch, dass sich die zugehörigen (Partner-)Unternehmen der Grundlagenforschung öffnen und die damit zusammenhängenden Lasten (Verpflichtung auf Mitfinanzierung über einen langen Zeitraum) und Risiken (nicht das gesamte erarbeitete Wissen ist in der Regel im Unternehmen internalisierbar) auf sich nehmen. Sie tun dies aus mindestens zwei Gründen: Einmal weil in der Regel aus Grundlagenforschung die eigentlichen „technological opportunities" (Basistechnologien) erwachsen und es diese sind, die nachhaltige Wettbewerbsvorteile verschaffen. Zum anderen, weil sie jenes Humankapital (gerade auch für die Unternehmen) hervorbringen, welches zur Nutzung des Grundlagenwissens befähigt ist. Wissenschaftliche Erkenntnisse per se sind nämlich meist nicht einfach abfragbar oder umsetzbar; es bedarf spezifischer Übersetzungs-, Interpretations- und Verwertungsfähigkeiten. Daher ist auch klar, dass die Wertschöpfung aus der Forschung nur in enger Kooperation zwischen den WissenschafterInnen und dem Unternehmen geschehen kann. Und genau für diese Kooperation sind die CD-Labors eingerichtet.

Strukturell betrachtet sind CD-Labors kompakte Forschungsgruppen, die für maximal sieben Jahre an einer Universität (oder einer Forschungseinrichtung) eingerichtet werden und in denen anwendungsorientierte Grundlagenforschung zu einem Thema oder einer spezifischen Fragestellung betrieben wird, welches von den Partnerfirmen vorgegeben und gemeinsam mit der Laborleiterin/dem Laborleiter in einen Forschungsplan gegossen wird. Die CDG sorgt für ein strenges wissenschaftliches Evaluationsverfahren, um ein hohes Niveau der

Forschung zu garantieren. Den ForscherInnen wird ein großer wissenschaftlicher Freiraum eingeräumt, der es auch ermöglichen soll, dass über die gesamte Aktivitätsperiode des Labors auch Beiträge zur Weiterentwicklung der jeweiligen Wissensdisziplin geleistet werden und dadurch nie der Anschluss an die Front der Wissenschaft verloren geht. Jedes Labor wird in Form einer Public Private Partnership von der öffentlichen Hand und den Partnerfirmen gemeinsam finanziert.

Das anfangs über die Prinzipien der CDG Gesagte gilt noch in verstärktem Maß, wenn das Thema eines CD-Labors nicht nur für die beteiligten Firmen, sondern für die Gesellschaft als ganze von Interesse ist, was sicherlich für das „CD-Labor für Innovative Immuntherapie", welches wir heute eröffnen, zutrifft. Es widmet sich einem medizinischen Thema, der Behandlung von besonders gefährlichen Tumoren (Gliomen und Melanomen), bei denen die klassischen Therapie-methoden schnell an ihre Grenzen stoßen und daher gänzlich neue Therapien (mit neuartigen Antikörpern) analysiert und weiterentwickelt werden sollen. Dass dies in Verbindung von human- und veterinärmedizinischen Zugängen versucht wird, kennzeichnet den besonders innovativen Forschungsansatz. Es ist dieses Labor bereits das dritte CD-Labor an der Veterinärmedizinischen Universität Wien, einer Hochschule, die in den letzten Jahren begonnen hat, ein beeindruckendes Forschungsprofil aufzubauen. Ich hoffe, dass das neue CD-Labor wesentlich zu dieser Entwicklung beitragen kann.

Ich wünsche dem neuen Labor und besonders seinem Leiter, Herrn Professor Brem, viele gute Ideen und vor allem Freude an der Forschung. Mögen deren Ergebnisse dem beteiligten (und mitfinanzierenden) Unternehmen, der Firma Volkspharma GmbH, die Basis für eine substantielle Erweiterung seiner Marktposition, insbesondere im Bereich onkologischer Therapeutika, liefern. Und letztlich hoffen wir natürlich auch, dass die resultierenden Therapien den Kranken Heilung bringen können.

Univ.Prof. Dr. Reinhart Kögerler,
Präsident der Christian Doppler Forschungsgesellschaft)
Christian Doppler Forschungsgesellschaft
Haus der Forschung
Sensengasse 1
1090 Wien

Gottfried Brem, Leiter des Christian Doppler Labors CDIIT

Für mich das Wichtigste an dieser Stelle ist - und deshalb beginne ich auch gleich damit - Dank zu sagen. Ein Vorhaben wie die Errichtung eines neuen CD-Labors ist ein langer, manchmal langwieriger und insbesondere auch mitunter schwieriger Prozess. Und er braucht Hilfe und Unterstützung von vielen Seiten und Beteiligten.

Zuallererst entbiete ich meinen Dank natürlich der Christian Doppler Gesellschaft mit ihrem Präsidenten Herr Prof. Kögerler, der Geschäftsführerin Frau Dr. Brunner, den beteiligten Gremien, also dem Kuratorium und Senat der CDG, und unserer Betreuerin bei der CDG, Frau Müller.

Weiterhin bedanke ich mich bei den beteiligten Unternehmenspartnern, der Volkspharma, der Paktis und deren Geschäftsführerin Frau Dr. Schmid-Sroka, dem Justiziar Prof. Nagler, sowie dem Sponsor bzw. Gesellschafter der beiden Unternehmen, Herrn Dr. Schottdorf. Und natürlich bedanke ich mich auch bei dem dritten Partner im Verbund, der Veterinärmedizinischen Universität.

Namentlich danken möchte ich hier dem Leiter des Departments für Biomedizinische Wissenschaften, Herrn Prof. Dr. Mathias Müller und Herrn Dr. Graham Tebb (Büro für Forschungsföderung FFI) für ihre beratende Hilfe bei der Abfassung des Antrages. Insbesondere Graham gilt mein herzlicher Dank für seine unermüdliche - und unglaublich schnelle - Überarbeitung meines mitunter grässlichen bayrisch englischen Textes, also kurz gesagt dafür, dass er mein „benglisches Idiom" in einen vernünftig lesbaren englischen Text transformiert hat.

Dank gebührt auch meinen MitarbeiterInnen Corinna Mayrhofer und Jörg Burgstaller vom Institut und den relativ neuen Mitarbeiterinnen vom CD-Labor, Judith Rudolf und Kathrin Spiesberger, für ihre Mithilfe, insbesondere bei der Organisation des heutigen Tages. Kollegen Prof. Walter Günzburg und Dr. Juraj Hlavaty vom Christian Doppler-Labor für gentherapeutische Vektorentwicklung danke ich dafür, dass sie mich bei meinen Antrags-Aktivitäten tatkräftig unterstützt haben.

Am Anfang stand - nein, in diesem Fall nicht das Wort - sondern die Frage: Darf ich überhaupt einen CD-Antrag stellen? Erfreulicherweise wurde meine fachliche Qualifikation nicht angezweifelt, aber – das Problem war mein Alter. Mein Alter wurde natürlich nicht angezweifelt, sondern im Gegenteil, meine unbestreitbar fehlende Jugend. Als ich selbst noch jung war - diese Zeit gabs - haben wir einen so Alten wie ich das heute bin, milde antiquiert als „Bemoostes

Haupt" tituliert. Nun auf Grund der fehlenden Haare hätte Moos heute, wie übrigens seit fast 40 Jahren, auf meinem Haupt ja Platz.

Um eine Antwort zu bekommen, muß man die Frage halt stellen - und genau das hab ich gemacht. Ich habe also quasi einen ersten Vorantrag an die CDG gerichtet, ob man einen Antrag von mir - trotz meines Alters - in die Begutachtung schicken würde. Dieser erste Antrag wurde zu meiner großen Freude positiv aufgenommen - wobei ich nicht weiß, ob meine Begründung, ich hätte eine zehnjährige familienbedingte Karenz hinter mir und wäre demnach universitär gesehen erst 47 und damit noch ernst zu nehmen, wirklich gezogen hat. Tatsache ist, dass ich einen Antrag gestellt habe, und jetzt wohl der älteste aktive Leiter eines CD Labors sein darf und auch dafür möchte ich mich bedanken.

Nun aber ein paar Worte zu einer gravierenderen Frage, die im Raum stehen mag: Warum ein CD Labor für Innovative Immuntherapie an der Veterinär-medizinischen Universität? Die Therapie soll ja mitnichten Tieren zu Gute kommen. Der Mensch und seine Tumorerkrankung stehen hier im Zentrum des Augenmerks, auch wenn wir natürlich nicht kurieren werden, dazu sind wir nicht befugt. Hier setzen wir ganz auf die Zusammenarbeit mit der Medizinischen Universität Wien, der Eberhard Karls Universität Tübingen in Deutschland, der Universität Kaposvár in Westungarn und weiteren Partnern.

Vorweg schon mal soviel: Mit der Errichtung dieses neuen CD Labors fühlen wir uns in der Profillinie 3 „Biomedizin und Biotechnologie" an unserer Universität perfekt positioniert. Und auch für die Mission der Veterinärmedizinischen Universität „Lehren mit Verantwortung, Forschen mit Vision und Heilen mit Ambition" sind wir gut gerüstet:
Unsere Universität wird erheblichen Nutzen aus dem neuen CD Labor ziehen:

In der **Lehre**, weil wir mit drei PhD Plätzen starten und pro Jahr wenigstens 8 Diplomarbeiten betreuen werden können.

In der **Forschung**, weil wir hoffen, die Produktion rekombinanter Antikörper in transgenen Tieren optimieren zu können und durch humanisierte Mäuse ein aussagekräftiges Modell für die Untersuchung der Wirkungen und Neben-wirkungen humanspezifischer Antikörper etablieren zu können.

Beim **Heilen**, weil wir berechtigte Hoffnung haben, Substanzielles zur Immuntherapie humaner Tumorerkrankungen leisten zu können und damit vielleicht beitragen werden, menschliches Leid zu verringern.

Entscheidend aber ist, dass für die Ausrichtung dieses CD Labors, also bei dem, was wir tun wollen und werden, die veterinärmedizinische Kompetenz - auch wenn wir uns selbstverständlich mit BiologInnen und MedizinerInnen verstärken - inhaltlich geradezu zwingend ist. Noch deutlicher gesagt: vernünftigerweise kann dieses CD Labor nur an einer Veterinärmedizinischen Universität angesiedelt sein, weil wir uns auf folgende Schwerpunkte fokussieren:

- Etablierung humanisierter Tiermodelle
- Entwicklung einer neuen Produktionsplattform für bispezifische Single chain AK in der Milch von Tieren und
- Optimierung der Reinigung rekombinanter Antikörper aus Tieren

Die Etablierung humanisierter Mausmodelle ist extrem wichtig für die Beurteilung der Wirksamkeit und der Nebenwirksamkeit nicht nur bispezifischer Antikörper. Ein konventionelles Tiermodell hilft bei hochspezifischen Antikörpern gar nicht. Nicht einmal vernünftige toxikologische Aussagen kann man hier erwarten und deshalb werden diese selbst von Zulassungsbehörden nicht mehr wirklich gefordert. Gefordert wird ein aussagekräftiges Modell, aus dem Chancen, aber vor allem Prognosen über Risken abgeleitet werden können.

Dass man mit konventionellen Versuchstieren über rekombinante Antikörper nichts wirklich Verwertbares lernen kann, ist schnell erklärt. Therapeutische Antikörper binden exklusiv humane Antigene und - soweit es sich um bispezifische Antikörper handelt - humanspezifische Rezeptoren, d.h. die Bindungsspezifitäten sind in höchstem Maße humanspezifisch - und zwar gleich doppelt. Erstens erkennen sie mit einer Spezifität ein Antigen auf Melanomzellen, das es in dieser Form eben nur bei humanen Melanomen gibt. Und zweitens binden sie an den CD28 Rezeptor von humanen T-Zellen, aber nicht an den von Mäusen oder anderen Versuchstieren. Nicht mal bei unseren biologisch nächsten Verwandten, den Primaten, hat die - dort stattfindende Bindung - vergleichbare Konsequenzen. Ein höchst dramatisches Beispiel dafür ist das Desaster, das sich vor fünf Jahren in London ereignet hat.

Der Tegeneron Antikörper TGN 1412, ein monoklonaler Antikörper gegen humanes CD28, war ausführlich in Tiermodellen - in diesem Fall an Cynomologusaffen getestet worden, ohne dass dabei ein Hinweis auf Probleme aufgetreten wäre. Der erste Versuch mit menschlichen Probanden endete dann aber im Chaos. Ein gewaltiger Zytokinsturm führte zu dramatischen gesund-heitlichen Schäden bei den Probanden - das Tiermodell hatte eine falsche Sicherheit vorgegaukelt. Denn trotz Bindung des Antikörpers an die T-Zellen der Affen kommt es in diesem Tiermodell zu keinem Zytokinsturm!

Was also ist zu tun, wenn die erforderliche und geforderte präklinische Prüfung in konventionellen Versuchstieren nicht möglich und in Patienten nicht zulässig ist? Für die präklinischen Untersuchungen sind spezifische *in vivo* Testungen an humanisierten bifunktionellen Mausmodellen nötig.

Bifunktionell müssen die Modelle sein, weil sie einerseits das humane Immunsystem und andererseits die humane Tumorerkrankung abbilden müssen. Basis dafür sind SCID Mäuse, die auf Grund einer Mutation am Chromosom 16 ein so eingeschränktes Immunsystem haben, dass sie nur sehr unzureichend eigene T und B-Zellen bilden können. Deshalb ist es möglich, orthotope Tumorapplikation für metastasierende humane Melanome bei diesen Mäusen

durchzuführen und sie durch perinatale Transplantation humaner Blutstammzellen mit einem humanisierten Immunsystem auszustatten. Die humanisierten Mausmodelle sollen also dazu beitragen
- human-spezifische Antikörper zu testen,
- die Präzision präklinischer Untersuchungen zu steigern,
- therapeutische Anwendungen zu etablieren,
- die- für humane Antikörper ohnehin nicht wirklich aussagefähigen – Toxizitäts-, Dosierungs- und Sicherheitsstudien in nicht humanen Primaten zu vermeiden und
- eine aussagekräftige Beurteilung der Situation im Patienten zu erlauben.

Im zweiten Forschungsschwerpunkt werden die Tiere etwas größer. Wir wollen eine neue Produktionsplattform für bispezifische Single chain Antikörper in der Milch transgener Kaninchen entwickeln. Kaninchen sind dafür besonders geeignet, weil Kaninchen den höchsten Proteingehalt, durchschnittlich 13%, also fast viermal soviel wie Rinder, in ihrer Milch aufweisen. Von Vorteil ist, dass seit Kurzem auch das Kaninchengenom sequenziert ist und BAC-Klone zur Verfügung stehen, die es ermöglichen, die biologischen Grundlagen für die in dieser Spezies so herausragende Protein-Expressionsleistung zu untersuchen. Diese Erkenntnisse werden in die Entwicklung neuer Expressionskassetten einfliessen. Im Erfolgsfall können - im Laufe eines Jahres - in der Milch eines transgenen Kaninchens mehr rekombinante bispezifische Antiköper produziert werden als im Plasma einer Kuh.

Wichtig ist in diesem Zusammenhang auch der dritte Forschungsschwerpunkt, die Optimierung der Reinigung bispezifischer rekombinanter Antikörper aus Plasma oder Milch transgener Tiere. Das betrifft zum einen die üblicherweise geforderte Reinheit des Produktes und Sicherstellung der Freiheit von Viren. Es gibt aber auch Hinweise, dass der Aggregatszustand der Antikörper ein therapeutisch relevantes Kriterium ist. Deshalb werden wir im Rahmen der Weiterentwicklung des Reinigungsprotokolles nach Modifikationen suchen, reine Monomer- bzw. Dimer-Fraktionen zu erhalten, um diese für die spätere klinische Prüfung vorab sorgfältig hinsichtlich ihrer Wirksamkeit zu testen. Sobald wir diese Fraktionierung im Griff haben, wollen wir eine wichtigen *in vitro* Versuch mit kultivierten Melanomzellen und isolierten autologen T-Zellen von Patienten machen.

Bei der Anhörung am 18. März dieses Jahres vor der CDG wurden ich gefragt, wie wir diese „Herkulesaufgabe" mit dem wenigen Personal bewältigen wollen. Ich habe darauf verwiesen, dass wir im CD-Labor nicht alleine sind, sondern sehr intensiv mit der Universität und dem Unternehmenspartner zusammenarbeiten werden. Vor der vielen Arbeit haben wir keine Angst und auch nicht vor dem Schweiß, den die griechischen Götter vor den Erfolg gestellt haben, aber wir hoffen inbrünstig, in keiner Sisyphusarbeit zu landen.

Neben der Dokumentation der notwendigen fachlichen Kompetenz durch die Veterinärmedizinische Universität bleibt zu beantworten, warum wir so froh sind, die Arbeiten im Rahmen eines CD-Labors durchführen zu können.

Wie Sie wissen, ist die Christian Doppler Forschungsgesellschaft (CDG) eine nicht auf Gewinn ausgerichtete Gesellschaft, die anwendungsorientierte Grundlagenforschung fördert und der Wirtschaft den effektiven Zugang zu neuem Wissen ermöglicht. Dieser Brückenschlag zwischen Grundlagenforschung und industrieller Anwendung in Christian Doppler Laboratorien hilft der Wissenschaft und der Wirtschaft: Unternehmen können neues Wissen für industrielle Anwendungen erwerben bzw. nutzen und damit ihre Innovationskraft und ihre Wettbewerbsfähigkeit ausbauen. Die Grundlagenforschung erhält wertvolle neue Impulse aus der Praxis und kann längerfristig finanziell abgesichert an einem Thema arbeiten.

Ich kann mich noch an Zeiten erinnern, wo es geradezu anrüchig war, als Universität mit der Wirtschaft zusammenzuarbeiten und sich Projekte von der Industrie finanzieren zu lassen. Die Zeiten haben sich völlig gewandelt: Heutzutage werden Universitäten massiv gedrängt, sich mit der Industrie zusammenzutun. Wie immer im Leben: Extreme sind schädlich, ja extrem gefährlich!

Das gilt auch für die beiden Extrem-Positionen bezüglich Wirtschaft und Universität.

Die finanzielle Not an den Universitäten nimmt Existenz gefährdende Ausmaße an. Die Politik versucht, gegen diese Not, Geld aus der Industrie zu lukrieren. Die Industrie ist dafür auch in gewissem Maße zu haben, aber in aller Regel eben nur in dem Maße, in dem es ihr z.B. in Form einer verlängerten Werkbank auch direkt nutzt.

Aber cave: Universitäten sind Bildungseinrichtungen, keine Ausbildungs-stätten! Ohne Forschungsfreiheit verlieren Universitäten ihren Anspruch als Bildungseinrichtungen und damit ihre Existenzberechtigung.

Im Gegensatz dazu ist die CDG ist eine Organisation, die darauf zielt, Universitäten zu unterstützen und sie nicht auszunützen! Deshalb ist sie so wichtig und so wertvoll.

Besten Dank für Ihre Aufmerksamkeit!

O.Univ. Prof. DI Dr. Dr. habil. Drs.h.c. Gottfried Brem
Laborleiter
Christian Doppler Labor für innovative Immuntherapie
Veterinärmedizinische Universität
Veterinärplatz 1
A-1210 Wien
Tel.: +43 (0) 1/25077-5600
Fax: +43 (0) 1/25077-5690
e-Mail: gottfried.brem@vetmeduni.ac.at